Arisha Jain
Sunandan Mittal
Vanita Keshav

Caminhos para o avanço da anatomia do canal radicular e suas complexidades

Arisha Jain
Sunandan Mittal
Vanita Keshav

Caminhos para o avanço da anatomia do canal radicular e suas complexidades

"Explorando os meandros da anatomia do canal radicular"

ScienciaScripts

Imprint

Cover image: www.ingimage.com

This book is a translation from the original published under ISBN 978-620-8-22449-3.

Publisher:
Sciencia Scripts
is a trademark of
Dodo Books Indian Ocean Ltd. and OmniScriptum S.R.L publishing group

120 High Road, East Finchley, London, N2 9ED, United Kingdom
Str. Armeneasca 28/1, office 1, Chisinau MD-2012, Republic of Moldova, Europe
Printed at: see last page
ISBN: 978-620-8-31275-6

Índice

Capítulo 1 : Introdução

Explorar o complexo mundo da anatomia e morfologia dos canais radiculares é como descobrir os mistérios ocultos de uma obra-prima dentária. Por baixo da superfície de um dente encontra-se um labirinto fascinante de vias dentárias. Cada canal conta uma história única de complexidade e variação. Tal como um cartógrafo experiente mapeia territórios desconhecidos, nós mergulhamos no misterioso terreno dentro de um dente, revelando os segredos da arquitetura do seu canal radicular.

A palavra "anatomia" deriva do termo latino "anatomia", que significa "dissecação", e do termo grego "anatome", que significa "cortar". A anatomia é o estudo do corpo e envolve a identificação das diferentes regiões de um organismo que são consideradas as suas partes.

O dente humano é uma estrutura complexa que consiste em quatro tecidos distintos, cada um com as suas propriedades e funções únicas. Estes tecidos são conhecidos como esmalte, dentina, cemento e polpa. Os tecidos calcificados, como o esmalte, a dentina e o cemento, contêm principalmente cálcio como conteúdo mineral. O esmalte e o cemento são os únicos dois tecidos visíveis num dente extraído intacto, enquanto a dentina e a polpa não são normalmente visíveis à superfície. O esmalte é a camada dura e mais externa que cobre o dente, enquanto o cemento é uma camada fina que cobre a superfície da raiz.

A dentina é um tecido duro e amarelado que se encontra por baixo do esmalte e do cemento, enquanto a polpa é o tecido conjuntivo macio que se encontra no centro do dente, contendo vasos sanguíneos e nervos. Em conjunto, estes tecidos trabalham em harmonia para proporcionar ao dente resistência, durabilidade e sensibilidade aos estímulos. Como tecido vital, a dentina não é apenas uma barreira mecânica passiva entre o ambiente oral e o tecido pulpar, mas, de muitas formas, participa na proteção global do contínuo de tecidos duros e moles, frequentemente referido como o complexo dentina-polpa. As diferentes partes da dentina num determinado dente podem também diferir qualitativamente umas das outras, o que lhe permite satisfazer os requisitos desse local específico.

As raízes dos nossos dentes são essenciais para os manter firmemente ancorados no maxilar. Para manter uma boa saúde oral, as raízes dentárias são uma parte crucial da estrutura geral dos nossos dentes e é importante compreender a sua anatomia e função. A raiz dentária é a porção de um dente que se estende abaixo da linha da gengiva e para dentro do maxilar. Normalmente, cada dente tem uma ou mais raízes, que variam em número e forma consoante o tipo de dente. Por exemplo, os molares têm normalmente várias raízes, enquanto os incisivos têm geralmente uma única raiz. A raiz do dente é constituída por dentina coberta por um tecido duro chamado cemento, que ajuda a fixar o dente ao osso circundante através de uma rede de fibras conhecida como ligamento periodontal, que actua como uma almofada e permite um ligeiro grau de movimento.

O sistema de canais radiculares pode ser dividido em câmara pulpar, localizada dentro da coroa dentária anatómica, e o espaço do canal radicular, encontrado dentro da porção radicular do dente. Outros componentes importantes da anatomia interna dos dentes incluem os orifícios dos canais, os forames apicais, as ramificações apicais e os canais acessórios, laterais e de furca. As complexidades dessas cavidades não podem ser totalmente apreciadas sem o estudo de secções longitudinais e transversais de cada um dos tipos representativos de dentes.

A compreensão da anatomia das raízes e dos canais radiculares é fundamental para o sucesso do tratamento dos canais radiculares e da cirurgia endodôntica. Existem inúmeros relatórios sobre as variações anatómicas dos dentes e foram propostas várias classificações das configurações dos canais. Recentemente, a melhoria dos sistemas de imagiologia digital não destrutiva e a utilização da ampliação na prática clínica realçaram ainda mais as complexidades da anatomia dos canais radiculares. As classificações existentes da morfologia da raiz e do canal radicular introduzem um sistema preciso, simples e fiável para fins de investigação, clínicos e de formação. Fornece informações pormenorizadas sobre o número do dente, o número da raiz e os tipos de configuração do canal radicular, mas exclui os defeitos de desenvolvimento e a anatomia menor do canal, para simplificar e adotar universalmente.

A introdução de tecnologias inovadoras, como a micro-CT ou a CBCT, proporcionou um grande avanço neste domínio, mas, devido aos seus custos excessivos, ainda está fora do alcance da maioria dos profissionais e investigadores. Os métodos de diafanização ou transparência dentária, também conhecidos como clarificação dentária, são económicos na sua implementação e os resultados são fiáveis. Estas caraterísticas fazem desta técnica uma ferramenta útil para a compreensão da anatomia interna dos dentes humanos e para a avaliação de vários procedimentos endodônticos utilizando dentes extraídos.

Guido Fischer demonstrou a natureza desafiadora da anatomia apical da raiz pela primeira vez em 1907, preenchendo aproximadamente 700 dentes com uma solução de colódio. A complexidade e a imprevisibilidade da morfologia do canal radicular levaram-no a cunhar a terminologia amplamente utilizada *kanal system,* que foi traduzida para inglês como "sistema de canais radiculares". Assim, o conceito de um "único" canal radicular com um "único" forame apical está errado. O espaço do canal radicular é muitas vezes complexo, como canais que se dividem e se juntam para formar istmos, barbatanas, canais acessórios e deltas apicais. Por esta razão, tem sido referido como um sistema, e a sua complexidade tem sido demonstrada por vários autores. A chave para uma terapia endodôntica bem-sucedida é a remoção completa de todos os tecidos vivos ou mortos, microrganismos e seus subprodutos do espaço do canal radicular, seguida do preenchimento completo do canal com um material inerte. Para alcançar este objetivo, é crucial ter um conhecimento profundo da morfologia do canal e das suas variações em todos os tipos de dentes.

De acordo com Seltzer e Bender, "os insucessos no tratamento ocorrem apesar da rígida adesão ao princípio básico. Ingle enumera a causa mais frequente de insucesso endodôntico como sendo a percolação apical e subsequente estase de difusão no canal. As principais razões para este insucesso são a obturação incompleta do canal, um canal não tratado e a remoção inadvertida de um cone de prata. Muitas vezes, um canal não é tratado porque não se reconhece a sua presença. O dentista deve conhecer bem a morfologia do canal radicular antes de tratar um dente endodonticamente com sucesso.

A porção apical do sistema de canais radiculares é caracterizada por uma anatomia muito complexa e variável. O canal principal apresenta uma constrição localizada ligeiramente antes do forame apical principal, mas as ramificações são comuns. O dentista deve estar familiarizado com os vários caminhos que os canais radiculares percorrem até ao ápice. Weine categorizou os sistemas de canais radiculares de qualquer raiz em quatro tipos básicos. Vertucci et al. utilizando dentes desobstruídos que tiveram suas cavidades pulpares coradas com corante de hematoxalina, encontraram um sistema de canais muito mais complexo e identificaram oito configurações de espaço pulpar. O único dente que apresentou todas as oito configurações foi o segundo pré-molar superior.

As bactérias que infectam a porção apical do sistema de canais radiculares são uma das principais causas de periodontite apical pós-tratamento. O limite apical ideal dos procedimentos endodônticos é a constrição apical, mas essa estrutura nem sempre está presente. Alterações patológicas, como a reabsorção da estrutura radicular apical e a calcificação do canal, podem dificultar o estabelecimento de um comprimento de trabalho adequado para os procedimentos endodônticos. Na literatura, há divergência de opiniões quanto à anatomia das cavidades pulpares dos dentes permanentes humanos.

A incidência de dois ou mais canais radiculares no primeiro pré-molar inferior, por exemplo, foi relatada como sendo tão baixa quanto 2,7% e tão alta quanto 62,5%, enquanto a incidência de dois ou mais canais radiculares no segundo pré-molar inferior foi relatada como variando entre 0% e 34,3%. A incidência de dois canais no ápice do segundo pré-molar superior foi relatada como sendo tão baixa quanto 4% e tão alta quanto 50%. As bactérias residuais e os detritos podem permanecer inalterados nas paredes dos canais não preparados, nos istmos, nos canais laterais, nas ramificações apicais, nos túbulos dentinários e nos recessos dos canais ovais/planos e comprometer o resultado do tratamento. Foram concebidas algumas estratégias para melhorar os efeitos dos procedimentos quimio-mecânicos em dentes com curvaturas radiculares e anatomia complexa.

A curvatura da raiz é outro fator anatómico que pode influenciar o resultado da preparação. A obtenção de uma forma é normalmente um desafio em canais curvos. De facto, devido à complexidade introduzida pela curvatura, os conceitos de instrumentação e os avanços no fabrico de instrumentos têm-se baseado em estratégias para lidar com canais curvos. Estudos que utilizaram a tomografia micro-computada (micro-CT) e métodos histo-bacteriológicos demonstraram que as áreas de superfície do canal radicular principal podem não ser afectadas pelos instrumentos, mesmo quando se utilizam instrumentos rotativos contemporâneos de NiTi.

A anatomia complexa é, sem dúvida, um dos principais obstáculos à limpeza e desinfeção do sistema de canais radiculares por irrigantes. São necessários métodos adicionais de distribuição e ativação para limpar as barbatanas, as extensões ovais não instrumentadas, os istmos e os canais acessórios. Deve-se evitar acrescentar mais obstáculos a este procedimento difícil, reduzindo o tamanho da cavidade de acesso ou do canal radicular principal.

Depois de limpar, moldar e desinfetar cuidadosamente o espaço endodôntico, é efectuada uma obturação tridimensional. A compreensão das razões biológicas pelas quais um canal radicular limpo e modelado necessita de ser obturado orientará a seleção dos melhores materiais e técnicas de obturação.

O conhecimento profundo da morfologia dos canais e das suas variações e a compreensão das competências clínicas e do arsenal necessário para gerir estas complexidades são requisitos básicos para uma terapia endodôntica bem sucedida. A alta frequência de aletas e comunicações entre canais dentro de uma mesma raiz impossibilita qualquer técnica mecânica ou química de desinfetar completamente o sistema de canais radiculares. É de salientar que alguns factores, como o envelhecimento fisiológico, a patologia e a oclusão, bem como a deposição secundária de dentina, podem dificultar a complexidade anatómica, tornando a moldagem e a limpeza dos canais radiculares um verdadeiro desafio. Assim, o objetivo do tratamento deve ser o de reduzir ao máximo o nível de contaminação, sepultando os microorganismos remanescentes.

A gestão clínica de anatomias complexas dos canais é um procedimento desafiante que depende da proficiência individual para dominar técnicas e dispositivos tecnológicos específicos. Por vezes, são necessárias várias consultas e um armamentário especial. Por conseguinte, uma vez identificada a anomalia no pré-operatório, deve ser dado outro passo difícil para negociar corretamente a anatomia do canal. Algumas anatomias de canal são mais desafiantes do que outras, como os pré-molares mandibulares, as raízes mesiobucais dos molares superiores e as raízes mesiais dos molares mandibulares. Ao lidar com sistemas dentários complexos, é importante avaliar previamente os riscos de eventos iatrogénicos. Esta avaliação deve ter em conta vários factores como o comprimento e espessura da raiz, curvaturas, calcificação, número de raízes e canais, acessibilidade do dente, cooperação do paciente, diâmetro do canal, concavidades da raiz, istmos, estado periodontal, capacidade de restauração dos dentes, entre outros. Uma vez consideradas estas questões anatómicas e clínicas, pode ser formulado um plano de tratamento adequado com base numa multiplicidade de cenários possíveis. Um conhecimento profundo da complexidade do sistema de canais radiculares é essencial para compreender os princípios e problemas da moldagem e limpeza, para determinar os limites apicais e as dimensões das preparações dos canais e para efetuar procedimentos microcirúrgicos bem sucedidos.

Capítulo 2 : Panorama histórico dos estudos sobre a anatomia dos canais radiculares

A história do desenvolvimento dos canais radiculares é uma viagem fascinante que atravessa séculos. O conceito de tratamento de infecções dentárias e de preservação dos dentes remonta a civilizações antigas.

A base da endodontia é a compreensão da anatomia do canal radicular. Portanto, é essencial ter um conhecimento profundo da morfologia do canal e suas variações em diferentes tipos de dentes para melhorar os resultados da terapia endodôntica. No passado, foi realizada uma extensa investigação sobre este assunto, e os resultados tiveram um impacto considerável na prática clínica e na educação dentária. A endodontia surgiu com uma melhor compreensão da morfologia e biologia dos dentes, bem como com o desenvolvimento de técnicas endodônticas entre 1900 e 1930, após séculos de estagnação.

Por volta de 1510, Leonardo da Vinci (1452-1519) colaborou com um anatomista de renome chamado Marcantonio della Torre (1478-1511) para trabalhar na anatomia humana. Juntos, compilaram uma série de folhas com mais de 240 desenhos individuais. O seu trabalho foi considerado uma das realizações mais significativas da ciência renascentista. Nestes desenhos, Leonardo representou com exatidão os seios maxilares e frontais, a curvatura das arcadas dentárias em oclusão centrada e a morfologia externa de quatro dentes. É de salientar que o aspeto anatómico dos dentes foi ignorado pelos autores antes do seu trabalho. No entanto, posteriormente, foi destacado na literatura.

O "il Libellus de dentibus" (1563) de Bartolomeo Eustachi descreveu a anatomia e a fisiologia dos dentes com base em extensas dissecações de material humano e animal. Contribuiu significativamente para a compreensão da polpa dentária, da membrana periodontal, dos folículos dentários, do nervo trigémeo e de outras estruturas orais. O seu trabalho melhorou a anatomia macroscópica dos dentes com um elevado grau de precisão que permaneceu insuperável até ao século XIX.

Antonie van Leeuwenhoek (1632-1723), um cientista holandês, foi o primeiro a descrever a anatomia microscópica dos túbulos dentinários em 1675. Utilizou um microscópio composto que ele próprio criou. A sua investigação levou-o a discordar da ideia amplamente aceite de que os dentes eram estruturas ósseas. Leeuwenhoek também publicou desenhos de um molar mandibular seccionado que mostravam a câmara pulpar e os canais radiculares. Do mesmo modo, Marcello Malpighi (1628-1694), um cientista italiano, no seu manuscrito Observationes de dentibus, mostrou dentes humanos seccionados e não seccionados de vários ângulos. Apesar do seu brilhantismo, o seu trabalho permaneceu despercebido durante, pelo menos, mais 150 anos, por ser demasiado avançado para a sua época.

Em 1870, Eduard Muhlreiter (1839-1917) publicou o primeiro estudo abrangente sobre a anatomia dos canais radiculares em dentes humanos. Comparou as estruturas externas e internas dos dentes através de secções sagitais e horizontais. Esta investigação foi crucial, uma vez que inspirou outros investigadores, como Adolph Witzel (1847-1906), a aprofundar a anatomia dos canais radiculares. Nos Estados Unidos, *Greene Vardiman Black* (1836-1915) examinou a morfologia externa e interna utilizando imagens de secções sagitais e horizontais de cada grupo de dentes. Alguns anos mais tarde, *Alfred Gysi* (1865-1957), publicou as primeiras fotomicrografias de alta qualidade representando a morfologia interna de um molar cariado e o complexo pulpar de outro molar, utilizando secções histológicas. Isto permitiu a observação de pormenores do tecido conjuntivo mole, como os elementos vasculares, linfáticos e nervosos.

No final do século XIX, alguns investigadores aperceberam-se da necessidade de uma investigação aprofundada sobre a morfologia dos canais radiculares. Isto aconteceu devido ao aumento de ideias erradas sobre a infeção do canal radicular. Nessa altura, *Willoughby Dayton Miller* (1853-1907) sugeriu que os microrganismos orais ou os seus produtos têm um papel no desenvolvimento de uma variedade de doenças noutras partes do corpo, tais como abcessos cerebrais, doenças pulmonares e problemas gástricos. Miller também recomendou o tratamento dos canais radiculares para eliminar a fonte de infeção, mas na viragem do século, a extração dos dentes tornou-se uma prática popular devido a outros relatórios de William Hunter e Frank Billings. Os seus relatórios apoiaram a teoria da infeção focal e marcaram o início de uma era em que a extração dos dentes era preferida para tratar infecções. Estas evidências levam muitos investigadores a acreditar que a falta de conhecimentos sobre a morfologia interna dos dentes é a principal causa do insucesso do tratamento dos canais radiculares.

Em 1903, *Gustav Preiswerk* efectuou uma investigação profunda e abrangente sobre a anatomia do canal radicular. No seu estudo pioneiro, o metal de Wood, uma liga que funde a baixa temperatura, foi fundido e injetado no espaço do canal. Após a descalcificação completa dos dentes, foram obtidos modelos metálicos tridimensionais da anatomia interna. Este método foi desenvolvido pelo anatomista holandês *GovardBidloo*, utilizando bismuto fundido, posteriormente aperfeiçoado por *Brunn,* que empregou o metal de Wood, e utilizado por *Zuckerkandl* no estudo da câmara pulpar. No entanto, este método conduzia ao sobreaquecimento do dente e as réplicas eram incompletas, uma vez que o metal não conseguia penetrar nas ramificações mais finas do sistema de canais radiculares.

Em 1907, *Guido Fischer* apresentou pela primeira vez a natureza desafiante da anatomia apical da raiz. Conseguiu melhores resultados do que *Preiswerk*, preenchendo cerca de 700 dentes com uma solução de colódio, que conseguia penetrar em todas as ramificações do sistema de canais radiculares e endurecia em 2 ou 3 semanas, proporcionando uma réplica tridimensional completa do canal. No entanto, a solução de colódio endurecida era frágil, e as réplicas das ramificações mais subtis fracturaram-se facilmente. *Fischer* prestou especial atenção às ramificações finas, aos pequenos ramos laterais e às terminações apicais e classificou as variações morfológicas do canal radicular em ramificações ou ramos simples, canais laterais no interior da dentina radicular e canal intercomunicante. A complexidade e a imprevisibilidade da morfologia dos canais radiculares levaram-no a cunhar o termo "sistema de canais radiculares" *(sistema Kanal)*, que é amplamente utilizado atualmente. *Fisher* começou a associar a radiografia às suas observações macroscópicas e microscópicas, evidenciando a complexidade morfológica do sistema de canais radiculares. Os inovadores estudos anatómicos tridimensionais de *Preiswerk* e *Fisher* resultaram num enorme avanço e acrescentaram novos e significativos conhecimentos à literatura dentária.

Em 1911, Werner Spalteholz, um anatomista alemão, inventou uma técnica para tornar os órgãos translúcidos e corá-los com cores diferentes. Este processo implicava a remoção dos órgãos, a sua desidratação e a utilização de um material de inclusão transparente com o mesmo índice de refração que o tecido do órgão. Na mesma altura, no Japão, T. Okumura utilizou secções de trituração para investigar a estrutura interna e externa dos dentes. Ele mediu vários parâmetros importantes do canal radicular, incluindo a posição da câmara pulpar, o assoalho, a espessura da parede dentinária, a distância da linha cervical até a área de furca e o número, tamanho e forma das ramificações apicais.

Dois anos mais tarde, Fasoli e Arlotta, da Universidade de Milão, em Itália, utilizaram a técnica de Spalteholz para estudar a anatomia do canal radicular. Ao longo dos anos, este método foi modificado e foram injectados fluidos no sistema de canais radiculares para estudar a anatomia interna. Esta técnica é atualmente conhecida como a técnica de "desobstrução" ou "diafanização".

Em 1914, H. Moral relatou um método para tornar os tecidos duros transparentes e preencher a cavidade pulpar com tinta nanquim. Utilizando este método, o autor verificou que a frequência de um quarto canal radicular nas raízes mesiovestibulares de 100 molares superiores era de 63%. No passado, Walter Hess(1885-1890) reconstruiu a forma do canal radicular de 2800 dentes permanentes com borracha vulcanizada e descalcificando-os. Além disso, ele triturou as secções de dentes selecionados para mostrar as estruturas finas do sistema de canais radiculares na região apical. Os seus resultados estabeleceram uma correlação entre a frequência das ramificações e a idade do paciente, o que confirmou os resultados de Fischer. *Ernst Zürcher* efectuou um segundo estudo em 1922, sob a supervisão de Hess. Trata-se de estudos pormenorizados sobre a anatomia dos canais radiculares, que foram posteriormente reunidos e publicados em língua inglesa.

Wallace Clyde Davis (1866-1950) foi o primeiro autor a fornecer uma descrição detalhada da morfologia interna do canal radicular no terço apical e a abordar o desafio de remover todo o tecido pulpar do sistema de canais radiculares. Preparou e fotografou, com uma ampliação de 25×, 50 ápices radiculares seccionados de diferentes dentes de pacientes com idades compreendidas entre os 25 e os 45 anos. *Davis* também introduziu os termos *pulpotomia* e *pulpectomia* na medicina dentária.

Em 1926, *T. Okumura apresentou os resultados do seu estudo sobre a anatomia do canal radicular* de 2146 dentes, utilizando o método de diafanização desenvolvido por Spalteholz. Classificou a anatomia do canal em quatro tipos, com base na forma da raiz, nas divisões do canal radicular principal e na presença de ramificações, o que constituiu a primeira classificação de base anatómica do sistema de canais radiculares.

Em 1928, Oskar Keller realizou o terceiro e último trabalho sob a supervisão de Hess. Ele utilizou 960 dentes para sintetizar todo o conhecimento sobre a morfologia dos canais radiculares. Com base nos três estudos realizados por Hess, que envolveram o estudo da anatomia interna de quase 5000 dentes, os canais radiculares passaram de uma estrutura complexa para uma estrutura bem definida. Esta transformação permitiu o desenvolvimento e a aplicação de tratamentos com base científica.

Para além das técnicas invasivas, as imagens de raios X provaram ser um método eficaz para compreender a estrutura interna dos dentes humanos. Augustus Henry Mueller utilizou esta técnica para investigar dentes extraídos preenchidos com guta-percha. No entanto, a Segunda Guerra Mundial teve um impacto negativo na maioria dos centros de investigação oral em todo o mundo. Após a guerra, Balint W. Hermann, que introduziu o hidróxido de cálcio na medicina dentária em 1920, publicou imagens que mostravam a complexidade da morfologia do canal radicular na região apical. Mais tarde, David Green também estudou a anatomia apical de todos os grupos de dentes utilizando a estereomicroscopia.

Numa série de estudos anatómicos, Wilhelm Meyer desenvolveu um novo método para criar uma representação tridimensional da anatomia interna de 800 dentes. Este método baseava-se em secções microscópicas sequenciais dos sistemas de canais radiculares. Quintiliano de Deus foi o primeiro a estudar sistematicamente a anatomia dos canais radiculares de todos os dentes do Brasil, utilizando a técnica da diafanização. Ele também avaliou a frequência de canais laterais em cada grupo dentário. Posteriormente, Vertucci e colaboradores documentaram uma variação morfológica significativa nos canais radiculares de diferentes dentes, utilizando a técnica de clareamento, que se tornou um método padrão nos relatos posteriores sobre anatomia dos canais radiculares. Esses trabalhos concluíram os principais estudos sobre a morfologia dos canais radiculares, que haviam sido realizados anteriormente por Preiswerk, Fisher, Hess e outros.

Os avanços tecnológicos ocorridos no século XX possibilitaram uma ampla gama de técnicas de visualização da anatomia dos dentes humanos, incluindo modelos tridimensionais em cera, radiografia digital, injeção de resina, métodos radiográficos com meios de contraste radiopacos, microscopia eletrônica de varredura, entre outros. Embora estas técnicas tenham um potencial imenso para a investigação endodôntica, algumas delas requerem a destruição parcial ou mesmo total das amostras, resultando em alterações irreversíveis nos espécimes e em muitos artefactos. Além disso, certas técnicas fornecem apenas uma imagem bidimensional de uma estrutura tridimensional. Estas limitações inerentes são amplamente discutidas na literatura, o que incentiva os investigadores a explorar novos métodos com melhores possibilidades.

Em 1986, Mayo e os seus colegas introduziram a imagiologia assistida por computador na investigação endodôntica. Obtiveram uma representação 3D dos canais injectando um meio de contraste e tirando seis radiografias de diferentes ängulos. Foi utilizado um programa computorizado de processamento de imagens de vídeo para determinar o volume e o diâmetro dos canais radiculares. Este método de interpretação do volume radiográfico foi posteriormente utilizado para avaliar a anatomia dos canais radiculares em estudos subsequentes.

Em 1990, Tachibana e Matsumoto foram os primeiros a propor e testar a viabilidade do uso de imagens de TC para endodontia. No entanto, devido ao elevado custo, software inadequado e baixa resolução espacial (0,6 mm), concluíram que a TC tinha uma utilidade limitada na endodontia, uma vez que as imagens adquiridas não eram suficientemente precisas para uma análise detalhada. Desde então, os sistemas de imagem digital melhoraram significativamente e ferramentas não destrutivas como a TC médica convencional, a microscopia de ressonância magnética, a tomografia computadorizada de abertura sintonizada (TACT), a tomografia de coerência ótica e a TC volumétrica ou de feixe cónico (CBCT) têm sido utilizadas para avaliar a anatomia do canal radicular com maior precisão.

Os sistemas de imagem digital eram limitados por uma resolução espacial e espessura de corte insuficientes para o estudo da anatomia do canal radicular. Uma década após a criação do scanner de TC, Elliott e Dover desenvolveram o primeiro dispositivo de microtomografia computorizada de raios X de alta resolução, com uma resolução de 12 µm. O termo "micro" foi utilizado para indicar que o tamanho dos píxeis das secções transversais era da ordem dos micrómetros. Esta tecnologia não invasiva, não destrutiva e de alta resolução permite o estudo tridimensional do sistema de canais radiculares através da reconstrução de secções transversais digitais dos dentes, que podem ser empilhadas para criar volumes 3D.

No domínio da endodontia, Nielsen et al. foram os primeiros autores a utilizar a tecnologia de micro-CT para reconstruir a anatomia externa e interna de quatro molares superiores. Atualmente, a micro-CT é considerada a ferramenta de investigação mais importante e precisa para o estudo da anatomia dos canais radiculares. Como mencionado anteriormente, os clínicos devem desenvolver uma compreensão completa das caraterísticas morfológicas em 3D dos sistemas de canais radiculares. Os estudos do último século permitiram uma melhor compreensão da anatomia interna dos dentes e o desenvolvimento de recursos tecnológicos para ultrapassar as limitações de tratamento impostas pela complexidade anatómica dos canais radiculares. Espera-se que esse conhecimento acumulado leve a melhorias na ciência endodôntica, tornando o tratamento de canais radiculares mais previsível e bem-sucedido. Portanto, o principal objetivo deste LD é enfocar a complexidade da anatomia do canal radicular e discutir sua relação com a compreensão dos princípios e problemas dos procedimentos de moldagem e limpeza, fornecendo um conhecimento básico completo e aprofundado da anatomia interna do canal radicular.

Capítulo 3 : Estrutura básica, função e composição da dentina

"Muitas vezes ofuscada pelo esmalte brilhante, a dentina surge como a base robusta dos nossos sorrisos."

Devido ao seu conteúdo mineral excecionalmente elevado, o esmalte é um tecido frágil que não consegue suportar as forças da mastigação sem fraturar, a menos que tenha o apoio de um tecido mais resistente, como a dentina. A dentina forma a maior parte do dente, suporta o esmalte e compensa a sua fragilidade. A dentina é descrita como uma matriz orgânica extracelular que foi mineralizada, como o osso. É um biocompósito reforçado com nanocristalina, o que lhe confere propriedades únicas. Cerca de 70% (55% em volume) e 20% (30% em volume) do peso são constituídos por minerais e componentes orgânicos, respetivamente, sendo o restante constituído por água.

Ela pode ser dividida em dentina intertubular e peritubular. A dentina intertubular, que é formada pelos odontoblastos na interface dentina-polpa, contém a maior parte do componente orgânico. A quantidade de minerais e a distinção entre dentina intertubular e peritubular podem variar muito, dependendo da localização do dente devido à oclusão tubular. À medida que a dentina peritubular preenche gradualmente o lúmen tubular, o conteúdo de água nessas áreas diminui proporcionalmente.

A dentina é classificada pela sua fase de formação, que inclui a junção dentina-esmalte, a dentina do manto, a dentina primária, a dentina secundária e a dentina terciária. A dentina terciária é formada como uma reação defensiva do complexo dentina-polpa para proteger a polpa. Pode ainda ser categorizada em dois tipos - dentina reactiva e reparadora - dependendo da estrutura e das células que formam a dentina. Os odontoblastos primários formam a dentina reactiva, enquanto os odontoblastos de substituição formam a dentina reparadora.

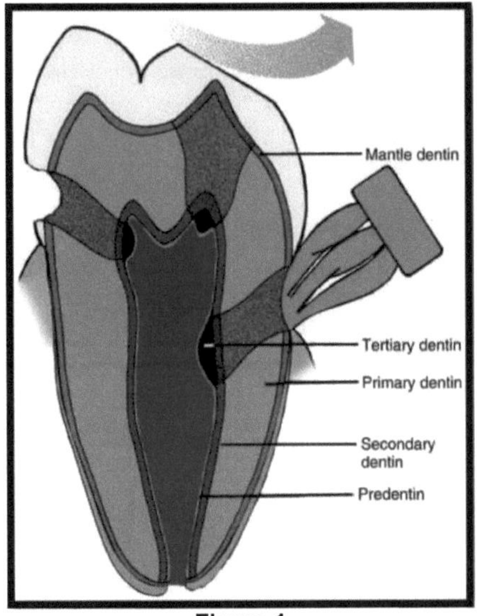

Figura 1

Formação da dentina

A dentina é um tecido mineralizado que é formado por células odontoblásticas. Essas células são derivadas de células ectomesenquimais conectivas embrionárias que se originam da crista neural craniana. Os odontoblastos começam por segregar proteínas de predentina, seguindo-se a secreção de matriz de esmalte pelos ameloblastos. Esse processo ocorre no local onde a junção dentina-esmalte (DEJ) é formada. À medida que os odontoblastos se diferenciam, eles se organizam em uma camada celular distinta, e a mineralização da matriz orgânica completa a formação da primeira camada de dentina, conhecida como dentina do manto.

Na parte coronal do dente, os odontoblastos são células altas, e sua morfologia e polarização da membrana celular são únicas. Os odontoblastos formam uma única camada de células entre a dentina e a polpa, com o corpo celular localizado numa parede pulpar de dentina e os processos odontoblásticos inseridos nos túbulos dentinários (fig. 2). Os corpos celulares têm 20-40 µm de altura, dependendo da atividade dentinogénica. O processo odontoblástico é um processo citoplasmático que penetra nos túbulos dentinários mineralizados. O processo tem o tronco principal de 0,5-1 µm e ramos laterais mais finos. Uma das maiores controvérsias na pesquisa do complexo dentina-polpa tem sido a extensão dos processos odontoblásticos nos túbulos dentinários. Nos dentes humanos, a maioria dos estudos indica que os processos celulares dos odontoblastos não se estenderiam muito longe da borda dentina-polpa (200-700 µm).

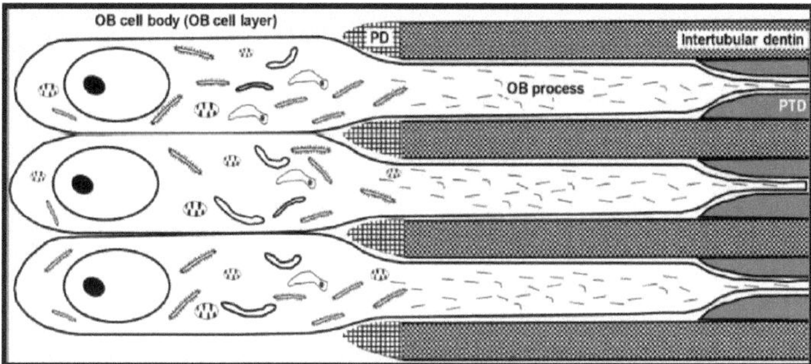

Figura 2

A camada de 10-30 µm de pré-dentina não mineralizada está localizada entre os odontoblastos e a dentina mineralizada. É aqui que a matriz orgânica da dentina é organizada antes da mineralização controlada na frente de mineralização para formar a dentina intertubular. A espinha dorsal da matriz orgânica é o colagénio tipo I, enquanto as proteínas não colagénicas - glicoproteínas, proteoglicanos e enzimas - controlam a maturação e a mineralização da matriz. A frente de mineralização é frequentemente considerada linear, mas na verdade são comuns protuberâncias globulares mineralizadas chamadas Calcoesferites.

Dentin-Enamel Junction

A junção dentina-esmalte (JDE) não é apenas uma simples interface entre o esmalte e a dentina. Investigações recentes sugerem que se trata de uma estrutura muito mais complexa e interactiva do que se pensava anteriormente. Devido às suas caraterísticas filogenéticas, de desenvolvimento, estruturais e biológicas, esta estrutura deve ser referida como o complexo juncional dentina-esmalte em vez de apenas DEJ.

Nos dentes humanos, a JDE aparece como uma linha ondulada e recortada entre duas estruturas mineralizadas. Estudos demonstraram que o DEJ é uma estrutura distinta tanto do esmalte como da dentina, medindo 7-15 µm de largura. O tamanho da vieira primária varia de 25 a 50 µm, e contém "vieiras secundárias" mais pequenas (0,25-2 µm) e cristas submicrométricas de dentina e esmalte entremeadas. Pensa-se que a forma recortada da interface melhora a fixação mecânica do esmalte à dentina.

No entanto, a forma recortada da JDE só foi demonstrada em algumas espécies, incluindo os humanos, levantando questões sobre o seu papel na ligação esmalte-dentina. Em vez da forma recortada da JDE, ou para além dela, os cristais de hidroxiapatite que se estendem através da JDE para ambas as estruturas, e as fibrilas de colagénio dentinário que chegam ao esmalte, podem contribuir para a durabilidade e resistência da JDE sob forças oclusais.

Dentina do manto

A dentina do manto é uma camada de 5-30 µm de espessura da dentina mais externa que, em muitos aspectos, é diferente do resto da dentina. A matriz orgânica da dentina do manto é depositada durante e imediatamente após a diferenciação terminal dos odontoblastos e antes da sua organização espacial em camadas celulares distintas. Também contém os componentes remanescentes da papila dentária, e os mecanismos de mineralização são diferentes dos que ocorrem na frente de mineralização. É desprovido de grandes túbulos; em vez disso, múltiplas pequenas ramificações de cada túbulo estão presentes na dentina do manto.

A matriz orgânica na dentina do manto é menos regular e contém as chamadas fibras de von Korff, constituídas principalmente por colagénio tipo III. Também se pensa que o conteúdo mineral da dentina do manto é inferior ao da dentina circumpulpar, mas as diferenças podem ser muito pequenas e a alteração da taxa de mineralização em direção à polpa pode ser mais gradual. Embora a dentina do manto tenha sido tradicionalmente considerada como fornecendo as propriedades elásticas da dentina necessárias para suportar forças oclusais elevadas sem fracturas do esmalte ou da dentina, a "zona de resiliência" real pode ser muito mais ampla, mesmo até 500 µm. Isto pode dever-se às alterações na direção tubular, às alterações na direção das fibrilas de colagénio e ao aumento gradual da mineralização a partir da JDE em direção à polpa.

Dentina primária e secundária

A dentina primária forma-se rapidamente durante a formação e o crescimento do dente e constitui a parte principal da dentina. Após a conclusão da dentinogénese primária, a formação de dentina continua como dentina secundária a um ritmo muito mais lento (aproximadamente 1/10). O momento exato do "fim" da formação da dentina primária não foi demonstrado de forma convincente e as experiências com animais indicaram que a formação da dentina primária abranda gradualmente. Muitas vezes é difícil distinguir a dentina secundária da dentina primária, mesmo em imagens histológicas ou de microscopia eletrónica, e em condições clínicas não é de todo possível.

Composição da dentina

Matriz extracelular

A matriz orgânica da dentina é, em muitos aspectos, semelhante à do osso, mas noutros aspectos é bastante singular. A ausência de colagénio tipo I e o elevado nível de ligações cruzadas de colagénio são caraterísticas típicas do tecido mineralizado. Cerca de 90% da matriz orgânica dentinária é constituída por colagénio tipo I, sendo o restante constituído por proteínas não colagénicas, tais como proteoglicanos e outras proteínas, factores de crescimento e enzimas, e uma pequena quantidade de lípidos. No entanto, os odontoblastos humanos maduros produzem colagénio de tipo III, que está presente nos túbulos dentinários. O colagénio tipo III também se encontra na dentinogénese imperfeita e na dentina reparadora sob lesões cariosas.

Túbulos dentinários

Os túbulos são uma caraterística importante da dentina, contribuindo para as propriedades mecânicas e o comportamento na ligação à dentina. Embora se acredite geralmente que os túbulos se estendem a partir do DEJ em ângulos rectos e seguem um curso ligeiramente em forma de S através da dentina, a direção pode ser diferente imediatamente abaixo do esmalte. Também podem existir diferenças na orientação dos túbulos entre as arcadas dentárias, o que pode refletir a resposta à carga dos dentes sob forças oclusais. A densidade tubular é mais elevada e a direção é mais reta sob a área da cúspide, onde os processos odontoblásticos e a densa inervação nervosa também foram sugeridos como penetrando mais profundamente nos túbulos. Estas caraterísticas podem estar relacionadas com a deteção de irritação externa e com a regulação das reacções defensivas do complexo dentina-polpa, uma vez que as pontas das cúspides são as primeiras a ser desgastadas durante a mastigação.

Dentina peritubular e esclerose dentinária

A dentina peritubular é um manguito circular altamente mineralizado que se forma nas paredes internas dos túbulos dentinários (fig. 3). O nome "peritubular" é incorreto, uma vez que "peri" ("à volta", "circundante", "envolvente") indicaria algo que se forma à volta dos túbulos. Uma expressão mais correta seria intratubular, mas "peritubular" continua a ser muito utilizada. A formação de dentina peritubular causa uma redução do lúmen tubular relacionada com a idade, mesmo em dentina intacta, melhor observada no aumento da transparência dentinária que avança da ponta da raiz em direção à coroa com a idade. Em caso de desgaste extenso ou cárie, os túbulos também podem ser ocluídos por cristais minerais formados devido à precipitação de minerais ou a partir dos iões minerais fornecidos pelo lado pulpar através do fluido dentinário. Este fenómeno é conhecido como esclerose dentinária, embora "esclerose (dentinária) reactiva" possa ser o termo mais apropriado. A dentina peritubular é uma fase separada da dentina intertubular, formando um anel distinto dentro de cada túbulo, em vez da cristalização mediada pela matriz da dentina intertubular. No entanto, a dentina peritubular é frequentemente heterogénea e podem ocorrer vários mecanismos separados ou ligados ao mesmo tempo. A dentina peritubular é perfurada por ramos tubulares, mas também por várias pequenas fenestrações que permitem que o fluido tubular e os seus componentes passem para trás e para a frente através da dentina peritubular. Assim, a dentina peritubular pode não atuar apenas como um bloqueio passivo dos túbulos dentinários, mas também contribuir para a vitalidade e possivelmente até para a remodelação da dentina mineralizada como um todo.

a) 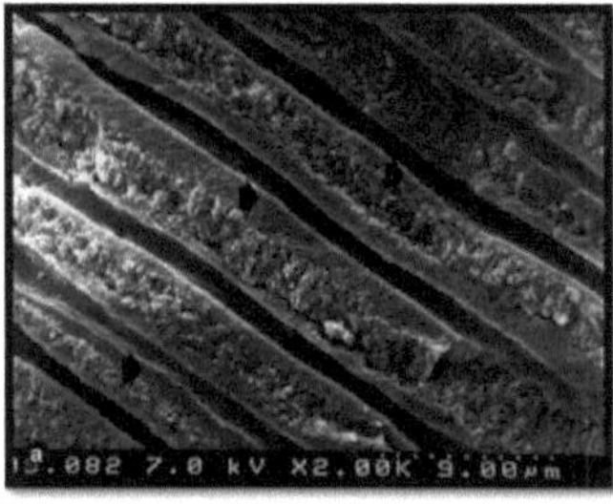

b) 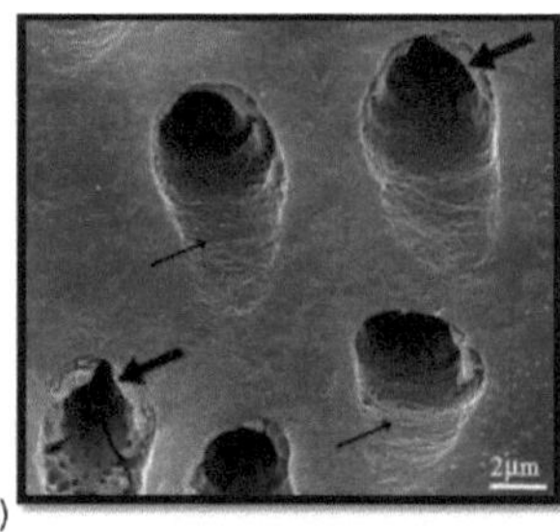

Fig 3 (**a**) Micrografia eletrónica de varrimento de dentina fracturada a cerca de 1 mm do limite dentina-polpa. A dentina peritubular (setas) está presente já tão perto da polpa. **b)** Imagem SEM da superfície da dentina. Na maioria dos túbulos, a dentina peritubular fracturou e perdeu-se durante o polimento. Dois túbulos retêm a dentina peritubular (setas grossas) que parece não fibrilar e porosa/perfurada. As superfícies internas das paredes dos túbulos expostas pela fragmentação da dentina peritubular contêm fibrilas de colagénio intertubular (setas finas)

Dentina terciária

A formação da dentina terciária é uma resposta à irritação externa, como o desgaste, a erosão, o trauma, a cárie ou a preparação da cavidade. Acredita-se que os factores de crescimento presentes na dentina mineralizada e libertados durante a cárie ou o desgaste iniciam e controlam a formação e a estrutura da dentina terciária. Aumenta a espessura da barreira mineralizada entre os micróbios orais e outros irritantes com o objetivo de manter a vitalidade do tecido pulpar. A forma e a regularidade da dentina terciária dependem da intensidade e da duração do estímulo. Existem dois tipos de dentina terciária, nomeadamente a dentina reactiva, formada por odontoblastos originais, e a dentina reparadora, formada por odontoblastos de substituição recentemente diferenciados (fig. 4). A dentina reactiva é tubular e relativamente semelhante à dentina secundária em termos de estrutura, enquanto a dentina reparativa é geralmente atubular e pode apresentar formas variáveis. Acredita-se que a dentina reparadora seja relativamente impermeável, formando uma barreira entre a dentina tubular e o tecido pulpar.

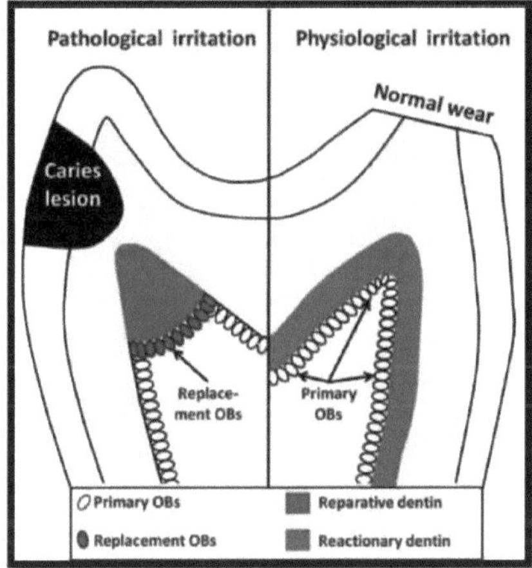

Fig. 4

Dentina da raiz

A dentina radicular tem uma forte semelhança, mas também algumas diferenças distintas em relação à dentina coronal. A camada mais externa da dentina radicular, a camada granular de Tomes, está localizada logo abaixo do cemento radicular. Pensa-se que representa a dentina do manto com canalículos finos e glóbulos pouco fundidos que talvez representem o padrão de mineralização nas fases iniciais da formação da dentina radicular/cemento. A densidade tubular na dentina radicular é menor do que na dentina coronal, especialmente na parte mais apical. A porção apical da dentina humana também apresenta outras variações estruturais, como um número relativamente grande de canais radiculares acessórios, reabsorção superficial transitória e reparada e revestimento semelhante ao cemento na parede apical do canal radicular. Curiosamente, a esclerose tubular radicular relacionada com a idade começa na região apical e avança coronalmente, podendo ser o principal fator que influencia a permeabilidade da dentina radicular). A dentina radicular apresenta também outras diferenças regionais em termos de permeabilidade, uma vez que a dentina do canal radicular vestibular/lingual tem túbulos patentes, enquanto os bordos mesial/distal da dentina pulpar podem estar completamente ocluídos com minerais. Este tipo de padrões de permeabilidade dos túbulos pode corresponder a distribuições locais de tensão das raízes sob carga oclusal.

Alterações fisiológicas e patológicas da dentina

Alterações relacionadas com a idade

Uma das alterações mais significativas relacionadas com a idade no complexo dentina-polpa humano é a obliteração gradual da câmara pulpar e dos canais radiculares com dentina secundária. Esse processo é natural e ocorre mesmo em dentes saudáveis. Em incisivos, caninos e pré-molares, esse preenchimento gradual geralmente começa no topo do dente e se move para baixo. No entanto, nos molares, a dentina no fundo da câmara pulpar também pode crescer para cima em direção ao teto, o que pode levar à oclusão completa da câmara pulpar.

O impacto do envelhecimento nas propriedades mecânicas da dentina não é bem compreendido e tem sido um tópico de debate durante muitos anos. No entanto, estudos recentes sugerem fortemente que a dentina mineralizada pode não ser tão estável como se acreditava anteriormente, e que as alterações induzidas pelo envelhecimento devem ser consideradas durante o trabalho clínico. O aspeto mais significativo é o aumento da mineralização, ou mais precisamente, o aumento da relação mineral/colagénio na dentina envelhecida que leva a uma maior dureza, particularmente na dentina externa. Isto deve-se principalmente ao facto de a dentina peritubular causar a oclusão dos túbulos dentinários. Ao mesmo tempo, as propriedades mecânicas da dentina alteram-se, sendo o expoente de crescimento de fissuras por fadiga cerca de 40% mais baixo, a resistência à fadiga cerca de 48% mais baixa e a propagação de fissuras por fadiga mais de 100 vezes mais rápida na dentina velha do que na dentina jovem. Como resultado, a resistência à flexão da dentina diminui em aproximadamente 20 MPa/década, e esta diminuição está bem correlacionada com a oclusão dos túbulos com a idade.

A redução do diâmetro do lúmen e o aumento do conteúdo mineral podem não ser os únicos factores que contribuem para as alterações no comportamento mecânico da dentina humana com a idade, uma vez que se especula que as alterações nos componentes orgânicos também contribuem para a resposta estrutural. Embora as potenciais alterações relacionadas com a idade nas ligações cruzadas do colagénio da dentina ainda não tenham sido demonstradas, a perda de enzimas de degradação da matriz já foi demonstrada e pode também implicar alterações nos seus substratos, incluindo colagénio e proteínas não colagénicas.

Dentina afetada por cáries

O conceito de medicina dentária minimamente invasiva limita a preparação da cavidade à remoção da dentina infetada por cárie, deixando a restauração para ser ligada adesivamente à dentina afetada por cárie. As forças de adesão imediata à dentina afetada por cárie são normalmente 20-50% inferiores às da dentina sã e ainda mais baixas com a dentina infetada por cárie. A dentina afetada por cáries tem um conteúdo mineral mais baixo, maior porosidade e uma estrutura e distribuição alteradas do colagénio da dentina e das proteínas não colagénicas. Estas alterações aumentam a humidade da dentina e reduzem significativamente as propriedades mecânicas da dentina, como a dureza, a rigidez, a resistência à tração, o módulo de elasticidade e a contração durante a secagem, o que torna a dentina dentro e sob a camada híbrida mais propensa a falhas coesivas devido à contração da polimerização e às forças oclusais. Experiências in vitro mostraram que mesmo uma curta exposição da dentina ao ácido lático (o ácido produzido pelo S. mutans e o principal responsável pela desmineralização da cárie) a pH 5 reduz significativamente a resistência à fadiga da dentina, aumenta a taxa de extensão da fenda e reduz a resistência ao crescimento da fenda de fadiga de uma forma que não é evitada pela selagem dos lúmens tubulares com resina adesiva. Uma vez que a fenda de fadiga e o seu crescimento são precursores da fratura instável, a exposição ao ácido lático, que ocorreu na dentina afetada pela cárie e pode voltar a ocorrer, por exemplo, na cárie secundária, aumenta substancialmente a probabilidade de falha do dente restaurado por fratura com forças de mastigação mais baixas. E, finalmente, as restaurações profundas (tipicamente presentes em dentes tratados endodonticamente) são mais propensas a fissuras e fracturas, não só por causa da estrutura mais fraca devido à perda de tecido dentário, mas também por causa da extensão incremental da fissura com tensões cíclicas significativamente mais baixas na dentina profunda do que na superficial.

Em conjunto, as alterações relacionadas com a idade e com a cárie na composição e estrutura da dentina, que podem ter efeitos deletérios na mecânica da dentina, não podem ser evitadas. No entanto, as consequências dramáticas, tais como fracturas catastróficas dos dentes, podem ser evitadas se os procedimentos de restauração forem realizados não só para reparar e limitar os danos causados pela cárie, mas também para proteger e preservar a estrutura do dente.

Capítulo 4 : Anatomia do sistema de canais radiculares

A anatomia é um dos ramos mais antigos da medicina. O depósito de tecido duro da polpa dentária humana assume inúmeras configurações e formas. Um conhecimento profundo da morfologia do dente, uma interpretação cuidadosa das radiografias em ângulo, uma preparação adequada do acesso e uma exploração detalhada do interior do dente são pré-requisitos essenciais para um resultado de tratamento bem sucedido. A ampliação e a iluminação são ajudas que devem ser utilizadas para atingir este objetivo. Um conhecimento profundo da complexidade do sistema de canais radiculares é essencial para compreender os princípios e problemas da moldagem e limpeza, para determinar os limites apicais e as dimensões das preparações dos canais e para efetuar procedimentos microcirúrgicos bem sucedidos.

A polpa é o tecido mole encapsulado no espaço entre a coroa e a raiz, frequentemente designado por sistema de canais radiculares ou cavidade pulpar. Está dividida em duas porções: a câmara pulpar, localizada dentro da coroa dentária anatómica, e o espaço do canal radicular, encontrado dentro da porção radicular do dente. Outras caraterísticas incluem cornos pulpares, canais laterais, acessórios e de furca, orifícios dos canais, conexões intercanais, deltas apicais e forames apicais.

Câmara de polpa

A câmara pulpar é uma cavidade que se encontra no centro da coroa do dente. Em condições normais, assemelha-se à forma da superfície da coroa. Nos dentes anteriores, a câmara pulpar e o canal radicular são contínuos, mas nos dentes posteriores, o assoalho da câmara pulpar separa esses dois componentes. Nos pré-molares e molares, a câmara pulpar tem tipicamente uma forma quadrada com seis lados, incluindo o assoalho, o teto e quatro paredes axiais identificadas como mesial, distal, vestibular ou lingual (palatina).

O teto da câmara pulpar geralmente apresenta projeções ou proeminências associadas às cúspides, mamelões ou bordas incisais, e denominadas de cornos pulpares. Sua morfologia pode ser modificada pelos odontoblastos presentes no tecido pulpar. Essas células produzem novas camadas de dentina ao longo da vida, o que pode fazer com que o espaço pulpar se torne menor em dentes que sofreram desgaste ou trauma. Este facto pode tornar mais difícil o acesso ao sistema de canais radiculares em dentes com uma câmara pulpar calcificada, especialmente quando comparados com dentes permanentes jovens.

Com base no estudo anatómico de 500 dentes, Krasner e Rankow demonstraram que existe uma anatomia específica e consistente da câmara pulpar. Eles propuseram algumas leis para auxiliar a determinação da posição da câmara pulpar, bem como a localização e o número de entradas de canais radiculares em cada grupo de dentes (fig. 1).

• *Lei da centralidade:* O assoalho da câmara pulpar está sempre localizado no centro do dente, ao nível da junção cemento-esmalte (JCE).

• *Lei da concentricidade:* As paredes da câmara pulpar são sempre concêntricas à superfície externa do dente ao nível da JCE, ou seja, a anatomia da superfície externa da raiz reflecte a anatomia interna da câmara pulpar.

• *Lei da JCE:* A distância entre a superfície externa da coroa clínica e a parede da câmara pulpar é a mesma em toda a circunferência do dente ao nível da JCE, o que significa que a JCE é o ponto de referência mais consistente e repetível para localizar a posição da câmara pulpar.

• *Lei da simetria 1:* Exceto nos molares superiores, os orifícios dos canais são equidistantes de uma linha traçada na direção mesiodistal, através do pavimento da câmara pulpar.

• *Lei da simetria 2:* com exceção dos molares superiores, os orifícios dos canais situam-se numa linha perpendicular a uma linha traçada no sentido mesiodistal através do centro do pavimento da câmara pulpar.

• *Lei da mudança de cor:* A cor do chão da câmara de polpa é sempre mais escura do que a das paredes.

• *Lei da localização do orifício 1:* Os orifícios dos canais radiculares estão sempre localizados na junção das paredes e do pavimento.

• *Lei da localização do orifício 2:* Os orifícios dos canais radiculares estão localizados nos ângulos da junção pavimento-parede.

• *Lei da localização do orifício 3:* Os orifícios dos canais radiculares estão localizados na extremidade das linhas de fusão do desenvolvimento radicular.

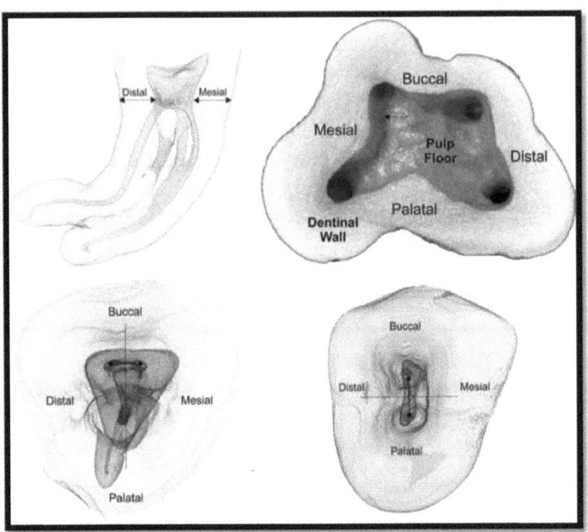

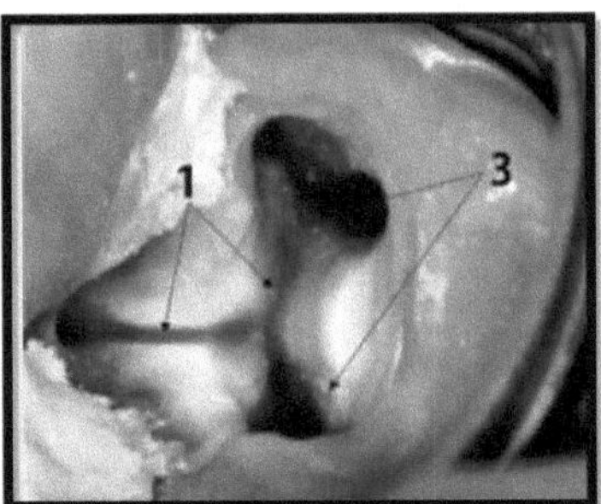

Figl Micro-U I Imagens de reconstrução SD de dentes posteriores demonstrando as (**a**) leis de centralidade e concentricidade ao nível da JCE; (**b**) leis de mudança de cor e localizações dos orifícios 1, 2 e 3 (seta: linhas de fusão de desenvolvimento); e (**c**, **d**) leis de simetria 1 e 2, As leis de mudança de cor e localizações dos orifícios podem ser observadas na imagem da câmara pulpar.

Considerações clínicas

Nos últimos anos, tem sido dada uma atenção considerável à anatomia da câmara pulpar. Com a utilização de tecnologia avançada, como o microscópio operatório, imagens tridimensionais, limas ultraflexíveis e iluminação superior, tornou-se possível a realização de procedimentos minimamente invasivos durante o tratamento endodôntico, particularmente relacionados com alterações na preparação do acesso. O objetivo desta abordagem é preservar a estrutura dentária saudável para evitar falhas estruturais no futuro. Ao contrário dos requisitos tradicionais de acesso em linha reta e desobstrução completa da câmara pulpar, esta abordagem enfatiza a importância de preservar a dentina pericervical, que é definida como a dentina perto da crista alveolar que se estende 4 mm apicalmente ao osso da crista. A quantidade de estrutura dentária residual a este nível tem sido associada à resistência à fratura. Por conseguinte, quando se utiliza a ampliação, devem ser feitos esforços para identificar os componentes da câmara pulpar sem remover uma estrutura dentinária excessiva, uma vez que não existe o risco de comprometer o resultado do tratamento.

Canal radicular

O canal radicular é a porção do espaço do canal pulpar dentro da raiz do dente limitada pela câmara pulpar e pelo forame que segue o contorno externo da raiz. O canal radicular pode ser subdividido em dois componentes, o canal principal, que é maioritariamente limpo por meios mecânicos, e os componentes laterais compostos por istmos, canais acessórios (furca, canais laterais e secundários) e alguns recessos de canais achatados e ovalados (fig. 2)

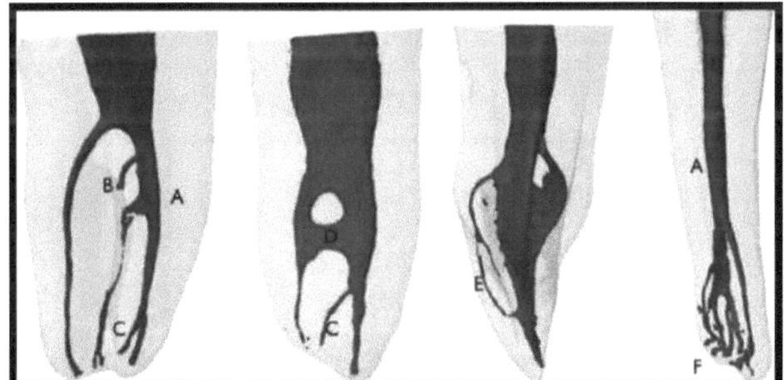

Fig 2 Reconstruções Micro-CT 3D da anatomia interna dos pré-molares inferiores (**a**) Canal principal; (**b**) canal lateral (localizado nos terços coronal ou médio. Quando se inicia no nível da furca é denominado canal da furca); (**c**) canal secundário (canal acessório localizado no terço apical); (**d**) intercanal, anastomose transversal ou Istmo; (**e**) canal recorrente; e (**f**) ramificações apicais ou delta apical

Na secção longitudinal, os canais são geralmente mais largos no plano vestibulolingual do que no plano mesiodistal. A forma geométrica da secção transversal dos canais radiculares foi classificada através do cálculo da relação de aspeto média, definida como a relação entre os diâmetros maior e menor do canal. O diâmetro maior é a distância entre os dois pontos mais distantes do canal na direção vestibulolingual. Em contraste, o diâmetro menor é a corda mais longa através do canal radicular que pode ser traçada na direção ortogonal à do diâmetro maior. Assim, um canal ovalado tem uma razão de aspeto entre 1 e 2, um canal oval longo maior que 2 mas menor que 4, e um canal achatado maior que 4. É interessante notar que, num mesmo dente, as secções transversais do canal podem apresentar formas diferentes a diferentes níveis da raiz, mas, no terço apical, é mais redondo ou ligeiramente ovalado em comparação com os terços médio e cervical.

Istmo

Um istmo é uma ligação estreita, em forma de fita, entre dois canais radiculares que pode conter diferentes tipos de tecidos, como tecido vital, polpa necrótica, biofilmes ou material de obturação residual. Por vezes, também pode existir um istmo parcial, que é uma comunicação incompleta com uma ou mais aberturas patentes entre dois canais principais. A prevalência e a configuração do istmo dependem do tipo de dente, do nível da raiz e da idade do paciente. Hsu e Kim categorizaram a configuração dos istmos em cinco tipos (fig. 3): -Tipo I: Dois canais sem comunicação notável.

- Tipo II: Uma ligação fina entre os dois canais principais.
- Tipo III: Difere do tipo II devido à presença de três canais em vez de dois.
- Tipo IV: Um istmo com canais alargados para a conexão.
- Tipo V: Existe uma ligação verdadeira ou um corredor largo de tecido entre dois canais principais.

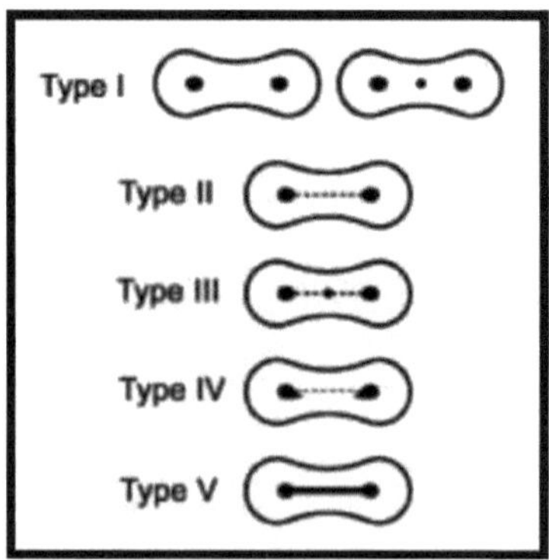

Figura 3

Outra classificação do istmo é a seguinte

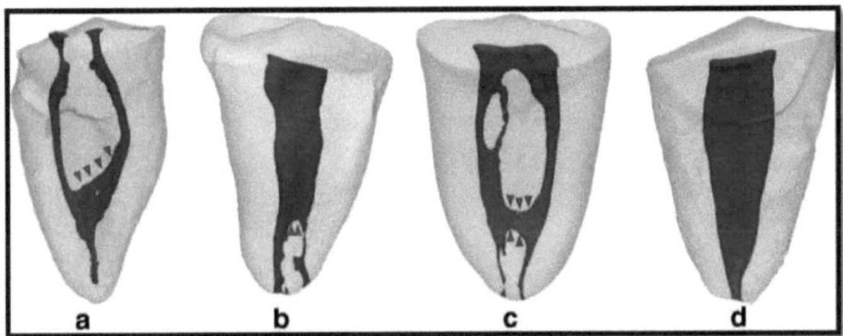

Fig 4 Classificação dos istmos. a Tipo I, istmo com um teto; b Tipo II, istmo com um pavimento; c Tipo III, istmo em forma de banda; d Tipo IV, istmo sem limites. A seta azul indica o limite do istmo

Estudos experimentais demonstraram que é difícil conseguir um desbridamento mecânico completo ou uma desinfeção química do istmo no sistema de canais radiculares utilizando a tecnologia atual. Isto deve-se à presença de detritos de tecido duro que se acumulam nestas áreas. Os estudos clínicos também revelaram que os istmos não preenchidos são normalmente encontrados após a ressecção da extremidade da raiz nos casos em que foi necessário um tratamento de apicoectomia. No entanto, estas limitações podem ser ultrapassadas no tratamento não cirúrgico através da utilização de agentes químicos que podem dissolver o tecido orgânico ao nível das barbatanas e dos istmos com ativação ultra-sónica. Com o auxílio de um microscópio operatório, hoje é possível visualizar, identificar e tratar a maior parte das áreas de istmo com pontas ultra-sônicas finas em procedimentos endodônticos cirúrgicos e não-cirúrgicos, garantindo o desbridamento e o selamento adequados.

Canais acessórios

Um canal acessório é qualquer ramo do canal radicular que comunica com o ligamento periodontal, enquanto um canal lateral é definido como um canal acessório localizado no terço coronal ou médio da raiz. Formam-se após uma fragmentação localizada da bainha epitelial da raiz, deixando uma pequena lacuna, ou quando persistem vasos sanguíneos que vão do saco dentário através da papila dentária. Os canais acessórios representam vias potenciais através das quais as bactérias ou os seus produtos do canal radicular necrótico podem atingir o ligamento periodontal e causar doença.

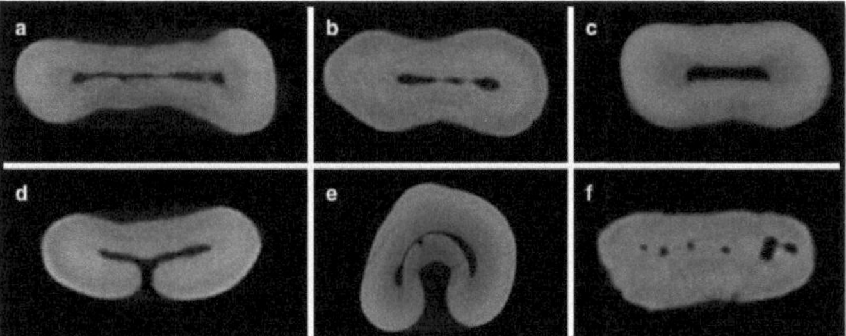

Fig 5 Secção transversal de micro-CT de dentes posteriores mostrando (**a**) um istmo do tipo II (conexão capilar), (**b**) um istmo do tipo III e a presença de um canal médio, (**c**) uma conexão verdadeira ou um corredor largo entre os canais principais, (**d**) um istmo que comunica o sistema de canais radiculares ao ligamento periodontal através de um canal lateral, (**e**) um istmo que liga vários canais numa raiz fundida, levando à formação de um canal em forma de C, e (**f**) um delta apical que mostra pelo menos seis portais de saída

De Deus, em 1975, estudou a frequência, a localização e a direção dos canais acessórios em 1.140 dentes e mostrou que 27,4% da amostra *(n* = 330) apresentavam canais acessórios, principalmente na região apical (17%), seguida pelos terços médio (8,8%) e coronal (1,6%). Da mesma forma, Vertucci, em 1984, avaliou 2.400 dentes e observou menor ocorrência de ramificações de canais nos terços médio (11,4%) e coronal (6,3%) em relação ao nível apical (73,5%). Os canais laterais geralmente não são visíveis nas radiografias pré-operatórias, mas sua presença pode ser suspeitada quando há um espessamento localizado do ligamento periodontal ou uma lesão na superfície lateral da raiz.

De acordo com Weine, as lesões laterais podem ser classificadas radiograficamente em três tipos:

- ✓ <u>Tipo I</u>: lesão lateral sem lesão apical
  - o À medida que a infeção progride apicalmente, pode atingir um canal lateral suficientemente grande para permitir que uma quantidade substancial de bactérias e produtos bacterianos atinjam o periodonto lateral para causar inflamação.
- ✓ <u>Tipo II</u>: lesões laterais e apicais separadas
  - o Se o processo patológico avançar sem intervenção profissional, pode também ser visível uma lesão de periodontite apical.
- ✓ <u>Tipo III</u>: coalescência de lesões laterais e apicais

  Nalguns casos, a doença de tipo II pode evoluir para a chamada lesão "envolvente".

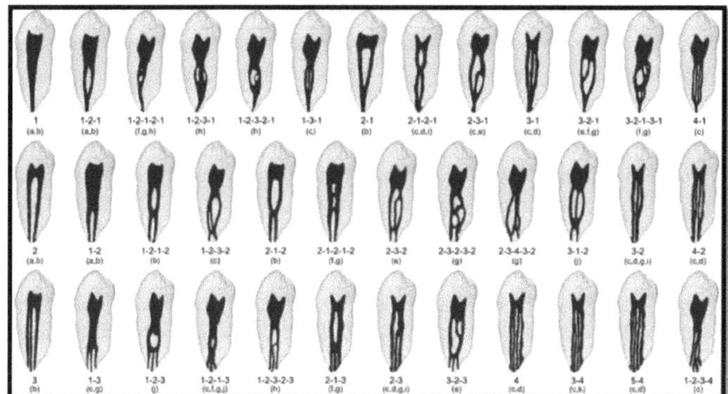

Fig 5 Trinta e sete configurações de canais mais comuns, incluindo quase todas as configurações anatómicas possíveis de observar numa única raiz

Clinicamente, também é relevante o facto de os canais laterais não poderem ser instrumentados. O seu conteúdo só pode ser neutralizado através de uma irrigação eficaz com uma solução antimicrobiana adequada ou com a utilização adicional de medicação intracanal.

Os canais que ligam a câmara pulpar ao ligamento periodontal na região de furca de um dente multirradicular são chamados de canais de furca. Esses canais são derivados do aprisionamento de vasos periodontais durante a fusão das partes do diafragma, que se tornarão o assoalho da câmara pulpar. Em alguns casos, os canais de furca têm sido associados a lesões endodônticas primárias na região interradicular de dentes multirradiculares.

Vertucci e Williams observaram a presença de canais de furca em 13% dos primeiros molares inferiores e, na maioria deles, o canal se estendia a partir do centro do assoalho pulpar, enquanto em quatro e dois espécimes, respetivamente, os canais surgiam a partir das faces mesial e distal do assoalho. Posteriormente, Vertucci e Anthony observaram a presença de forames tanto no assoalho da câmara pulpar quanto na superfície da furca em 36% dos primeiros molares superiores, 12% dos segundos molares superiores, 32% dos primeiros molares inferiores e 24% dos segundos molares inferiores. Recentemente, estudos tomográficos microcomputados também demonstraram a presença de canais de furca em caninos mandibulares com duas raízes e pré-molares mandibulares com três raízes.

Canal apical

O canal radicular principal termina no forame apical (forame maior) que frequentemente se abre lateralmente na superfície radicular, a uma distância média entre 0,2 e 3,8 mm do ápice anatómico. De acordo com a AAE. Glossário de termos endodônticos (8ª ed.) O ápice anatómico é a ponta ou a extremidade da raiz, determinada morfologicamente. Dependendo do tipo de dente, o forame apical pode coincidir com o ápice anatómico numa frequência percentual que varia de 6,7% a 46% dos casos. O seu diâmetro foi descrito entre 0,21 e 0,39 mm (Morfis A, et. Al 1994).

As raízes mesiais dos molares inferiores, os pré-molares superiores e as raízes mesiobucais dos molares superiores apresentam a maior percentagem de forames apicais múltiplos. Um estudo anterior sobre os ápices radiculares de todos os grupos de dentes permanentes mostrou que o número de forames em cada raiz pode variar de 1 a 16. A porção apical do canal radicular com o diâmetro mais estreito foi chamada de "constrição apical" (forame menor). A partir da constrição apical, o canal alarga-se à medida que se aproxima do forame apical. A topografia da constrição apical não é constante e, quando presente, geralmente está localizada a 0,5-1,5 mm do centro do forame apical. A junção cementodentinária (JCD) é o ponto em que a superfície cementária termina no ápice do dente ou próximo a ele e encontra a dentina. Neste ponto de referência histológico, o tecido pulpar termina e os tecidos periodontais começam.

Outra variação relevante do canal radicular no ápice ou próximo a ele é a ramificação apical ou delta apical, definida como uma morfologia na qual o canal principal se divide em múltiplos canais acessórios. Nos dentes superiores, a frequência percentual do delta apical varia de 1% (incisivos centrais) a 15,1% (segundos pré-molares), enquanto nos dentes inferiores sua frequência varia de 5% (incisivos centrais) a 14% (raiz distal dos primeiros molares). Clinicamente, a infeção dessa configuração anatômica tortuosa e complexa, com vários portais de saída, pode ser relacionada como um fator etiológico de insucessos não cirúrgicos.

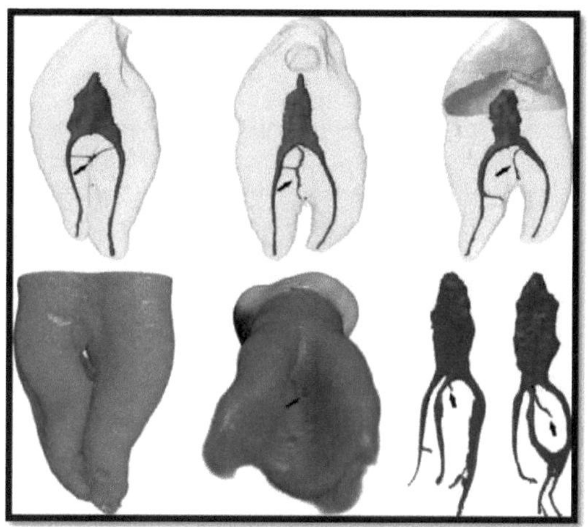

Fig 6 Canais acessórios que ligam a câmara pulpar ao ligamento periodontal na região de furca (setas) de dentes caninos e pré-molares inferiores multirradiculares

Curvatura do canal radicular

O conhecimento da curvatura do canal radicular é um fator importante para escolher o protocolo quimiomecânico adequado para preparar o sistema de canais radiculares. Antes da introdução dos instrumentos de níquel-titânio (NiTi), vários procedimentos iatrogénicos estavam associados à preparação de canais curvos, incluindo zips, instrumentos separados, saliências e perfurações. Atualmente, estas complicações iatrogénicas já não constituem um problema, exceto a separação de instrumentos. Por conseguinte, este é um dos factores que determinam a dificuldade de um tratamento, e a probabilidade de erros iatrogénicos no reconhecimento pré-operatório da curvatura do canal é da maior importância. Quase todos os canais radiculares são curvos no terço apical, particularmente no sentido vestibulolingual, o que não é evidente na radiografia padrão.

Em geral, a curvatura pode variar entre uma curvatura gradual de todo o canal, uma curvatura acentuada do canal perto do ápice ou uma curvatura gradual do canal com uma extremidade apical reta. Numerosos métodos foram propostos para determinar a curvatura do canal radicular, mas o método de Schneider tem sido o mais amplamente utilizado. Ele classificou os dentes permanentes unirradiculares de acordo com o grau de curvatura da raiz, que foi determinado traçando primeiramente uma linha paralela ao longo eixo do canal e, em seguida, uma segunda linha ligando o forame apical ao ponto na primeira linha onde o canal começava a deixar o longo eixo do dente. O ângulo formado por estas duas linhas era o ângulo de curvatura, e o seu grau era classificado como reto (≤5°), moderado (10-20°), ou severo (25-70°). Outro método foi introduzido por Weine, que também se baseia na definição de duas linhas rectas, mas reflecte a curvatura do canal radicular com mais precisão do que o método de Schneider, especialmente na parte apical.

Por conseguinte, o ângulo de Schneider, quando utilizado em combinação com o raio e o comprimento da curva, proporciona um método mais preciso para descrever a geometria apical da curvatura do canal. Clinicamente, são necessárias diferentes vistas angulares para determinar a presença, a direção e a gravidade da curvatura do canal radicular. Schafer et al. avaliaram radiograficamente o grau de curvatura de 1163 canais radiculares de todos os grupos de dentes. O grau de curvatura variou de 0° a 75° e de 0° a 69° nas vistas vestibular e proximal, respetivamente. O maior grau de curvatura foi observado na vista clínica do canal mesiovestibular dos molares superiores e nos canais mesiais dos molares inferiores. Além disso, uma curvatura secundária (canal em forma de S) foi observada em 12,3% e 23,3% dos dentes superiores e inferiores, respetivamente.

É importante referir que alguns factores podem afetar a estrutura da câmara pulpar e dos canais radiculares, tais como o envelhecimento, a cárie dentária, as patologias perirradiculares e a oclusão. Por conseguinte, uma análise minuciosa das radiografias anguladas, a utilização de tomografia computorizada de feixe cónico, uma preparação adequada do acesso e uma exploração detalhada do sistema de canais radiculares sob ampliação são necessárias para um resultado bem sucedido do tratamento.

Capítulo 5: Classificação da morfologia da raiz e do canal radicular

A compreensão da classificação da anatomia do canal radicular é fundamental na endodontia, fornecendo informações cruciais sobre a complexidade e as variações inerentes à morfologia dentária. Serve como uma estrutura fundamental para compreender as estruturas intrincadas e as variações presentes no sistema de canais radiculares, orientando os clínicos em procedimentos endodônticos bem-sucedidos. A tecnologia avançada de imagiologia e ampliação ajudou a revelar esta complexidade.

Para efetuar com êxito um tratamento de canal radicular, é importante ter um conhecimento profundo da morfologia dos canais radiculares. Isto ajuda a aceder corretamente ao sistema de canais e a eliminar os microorganismos e o tecido pulpar. O número e a forma das raízes e dos canais radiculares nos dentes humanos podem diferir muito entre populações, mesmo dentro do mesmo indivíduo. Por conseguinte, é essencial estar ciente destas variações para garantir o melhor resultado possível para o tratamento do canal radicular.

Ao longo dos anos, foram identificadas várias configurações de canais radiculares, o que resultou na proposta de várias classificações e respetivas modificações. A classificação clínica foi dada pela primeira vez ao estudar a configuração do canal radicular na raiz mesiovestibular do primeiro molar superior por Weine FS et al. Foi posteriormente elaborada por Vertucci FJ em 1984, incluindo também configurações para três canais. É uma das classificações mais utilizadas na maioria dos estudos. Dependendo da configuração, o canal radicular pode sair apicalmente através de um ou mais de um forame apical.

Os avanços na imagiologia tridimensional não destrutiva, como a tomografia computorizada de feixe cónico, a microtomografia computorizada, bem como a utilização de ampliação, aumentaram o número de relatórios sobre a anatomia complexa dos canais radiculares. Muitas configurações de canais radiculares registadas atualmente, utilizando estas técnicas, não podem ser classificadas pela classificação de Vertucci. Por isso, vários investigadores propuseram também uma nova classificação. Cada classificação tem as suas próprias vantagens e limitações. É difícil classificá-las, pois o número de grupos representados por vários tipos está a aumentar em cada novo estudo.

Várias caraterísticas morfológicas com base nas quais as configurações dos canais radiculares são classificadas:

1. Com base no número de canais desde o orifício até ao ápice.

2. Com base no número de raízes e no número de canais em cada raiz.
3. Com base no número de istmos.

I. Com base no número de canais desde o orifício até ao ápice

a. Weine FS et al., foi o primeiro a categorizar as configurações dos canais radiculares dentro de uma única raiz em quatro tipos básicos [Fig-1] como

- Tipo I (1-1): Um único canal vai do orifício ao ápice
- Tipo II (2-1): Dois canais nascem da câmara pulpar e durante o seu percurso unem-se num só.
- Tipo III (2-2): Dois canais correm separadamente do orifício ao ápice.
- Tipo IV (1-2): Um canal surge do assoalho da câmara pulpar e durante o seu curso divide-se em dois.

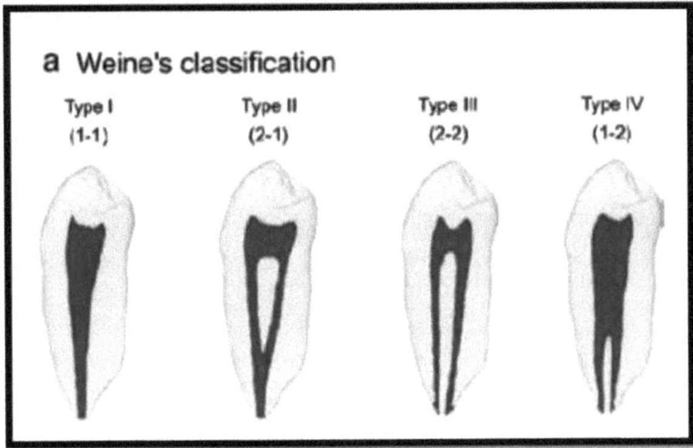

Figura 1

b. Vertucci FJ, após estudar a morfologia dos canais radiculares dos primeiros pré-molares superiores através da técnica de clareamento, aprofundou a classificação de Weine. Ele classificou os sistemas de canais radiculares em oito tipos [Fig. 2], a saber

- Tipo I (1-1): Um único canal vai do orifício ao ápice.
- Tipo II (2-1): Dois canais nascem da câmara pulpar que se unem no seu curso num só.
- Tipo III (1-2-1): Um canal surge da câmara pulpar e durante o seu percurso divide-se em dois. Estes dois canais voltam a unir-se num só antes de saírem do ápice.
- Tipo IV (2-2): Dois canais correm separadamente do orifício ao ápice.
- Tipo V (1-2): Um canal surge do assoalho da câmara pulpar e durante o seu curso divide-se em dois.

- Tipo VI (2-1-2): Dois canais partem da câmara pulpar e, durante o seu trajeto, unem-se num só e voltam a dividir-se em dois antes de saírem do ápice da raiz.
- Tipo VII (1-2-1-2): Um canal sai da câmara pulpar que se divide e volta a unir-se no seu trajeto e finalmente divide-se em dois antes de sair do ápice.
- Tipo VIII (3-3): Três canais saem da câmara pulpar e correm independentemente em direção ao ápice.

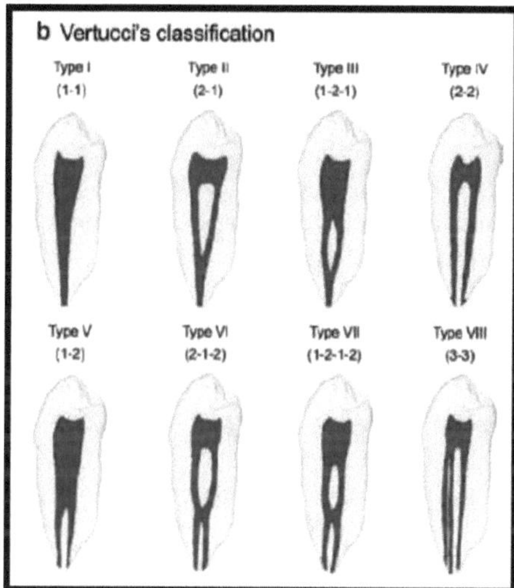

Figura 2

b. Kartal N et al., relataram duas novas configurações de canais radiculares em dentes anteriores mandibulares.

- Configuração do canal radicular (1 -2-1-3): Um canal começa na câmara pulpar, divide-se em dois no terço médio. Estes dois canais juntam-se novamente num canal e dividem-se em três canais antes de saírem do ápice da raiz.
- Configuração do canal radicular (2-3-1): Dois canais separados que se estendem desde a câmara pulpar até ao meio da raiz, onde o canal lingual se divide em dois; os três canais juntam-se então no terço apical e saem como um único canal.

c. Kartal N et al., dividiram o tipo II de Vertucci em dois subgrupos

- Tipo IIa: Dois canais separados fundem-se num único canal antes de atingirem o ápice.

- Tipo IIb: Dois canais separados que se unem dentro do forame apical e depois saem de um forame apical.

d. Gulabivala K et al. examinaram molares mandibulares numa população birmanesa e acrescentaram
sete configurações adicionais à classificação de Vertucci como: Tipo I a Tipo VII. Estas configurações classificavam também 4 ou 5 canais que se estendiam a partir do orifício. Estas configurações adicionais eram as seguintes:
- Tipo I (3-1): O espaço pulpar separa-se em três e junta-se no seu curso num só.

- Tipo II (3-2): O espaço pulpar separa-se em três e dois deles unem-se num só durante o seu percurso para sair como dois canais radiculares.
- Tipo III (2-3): O espaço pulpar separa-se em dois canais na porção coronal e depois um canal divide-se ainda mais em dois e sai como três canais a partir do ápice.
- Tipo IV (2-1-2-1): O espaço pulpar separa-se em dois canais e junta-se num só durante o seu percurso e depois divide-se ainda em dois canais e no ápice junta-se num só e sai como um canal único.
- Tipo V (4-2): O espaço pulpar na porção coronal separa-se em quatro e, durante o seu percurso, dois canais juntam-se e saem como dois canais no ápice.
- Tipo VI (4-4): A câmara pulpar perto da porção coronal divide-se em quatro canais radiculares separados que se estendem até ao ápice da raiz.
- Tipo VII (5-4): A câmara pulpar perto da porção coronal divide-se em cinco canais separados e, durante o seu percurso, um canal une-se a outro canal e sai como quatro canais.

II. <u>Com base no número de raízes e no número de canais em cada raiz:</u>

a. Zhang R et al. classificaram os molares inferiores apenas de acordo com o número de raízes e o número de canais em cada raiz.
   - Variante 1: Duas raízes separadas, uma mesial e outra distal, com um canal em cada raiz.
   - Variante 2: Duas raízes separadas, uma mesial e uma distal, com um canal na raiz mesial e dois canais na raiz distal.
   - Variante 3: Duas raízes separadas, uma mesial e uma distal, com dois canais na raiz mesial e um canal na raiz distal.
   - Variante 4: Duas raízes separadas, uma mesial e uma distal, com dois canais em cada raiz.

- Variante 5: Três raízes separadas, mesial, distobucal e distolingual, com um canal em cada raiz.
- Variante 6: Três raízes separadas, com dois canais na raiz mesial e um canal em cada uma das raízes distobucal e distolingual.
- Variante 7: Quatro raízes separadas, mesiobucal, mesiolingual, distobucal e distolingual, com um canal em cada raiz.

b. Silva EJNL et al., acrescentaram mais três variantes para os molares inferiores

- Variante 8: Uma raiz com um canal
- Variante 9: Uma raiz com dois canais
- Variante 10: Uma raiz com três canais

III. <u>Com base no número de istmos: Kim SY dividiu o ápice em cinco tipos (Fig. 3)</u>

- Tipo I: Dois canais na ponta da raiz sem qualquer ligação.
- Tipo II: Dois canais com ligação incompleta entre si.
- Tipo III: Três canais na ponta da raiz sem qualquer ligação
- Tipo IV: Extensão do canal principal resultando numa forma de laceração.
- Tipo V: Dois canais com ligação completa entre si.

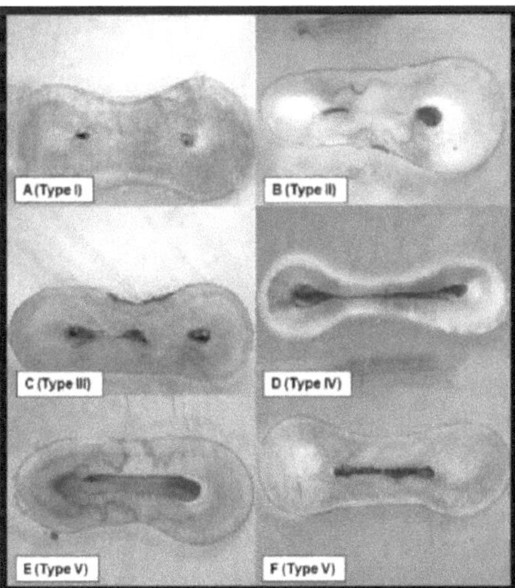

Figura 3

LIMITAÇÃO

Vários investigadores utilizaram as classificações propostas por Weine FS et al. e Vertucci FJ et al. nos seus estudos. Embora Vertucci FJ et al. tenham sugerido oito tipos de configurações de canais radiculares, outros tipos foram relatados em vários estudos. No entanto, a tecnologia avançada de imagens 3D mostrou que as caraterísticas morfológicas do sistema de canais radiculares são altamente complexas, e muitas configurações de canais não podem ser descritas nem mesmo pela classificação de Gulabivala K. Além disso, essas classificações não consideram a posição do forame apical através do qual o canal radicular sai.

Além disso, a divisão ou união dos canais pode ocorrer em diferentes partes do canal radicular, e é difícil memorizar todas as classificações. Por exemplo, em Weine FS Tipo IIZVertucci FJ Tipo II (2-1), Vertucci FJ Tipo III (1-2-1) e AlQudah AA Tipo XXII (3-2-1), dois canais se unem em um, mas não está claro em que parte do espaço do canal radicular eles se unem. Além disso, a avaliação das configurações do canal apical pode variar, e algumas bifurcações apicais podem ser classificadas como uma deltaZramificação apical ou uma divisão do canal principal (Tipo 1-2). (Tabela 1)

Configuration	Gulabivala K et al	Sert S
3-1	Type I	Type XVIII
3-2	Type II	Type XV
2-3	Type III	Type XVI
2-1-2-1	Type IV	Type XIX
4-2	Type V	Type XIV
4-4	Type VI	Type XX
5-4	Type VII	Type XXII

Quadro 1- Categorias diferentes atribuídas à mesma configuração

Para efeitos de comunicação, a classificação principal utilizada é a de Vertucci FJ e a configuração adicional é a de Gulabivala K.

IV. Fórmula de quatro dígitos de acordo com o trajeto do canal nos terços coronal, médio e apical: Briseno-Marroquin B et al. dividiram o canal radicular em terços e atribuíram um dígito a cada terço. O quarto dígito foi atribuído ao número de forames. Mas esta classificação não era clinicamente aplicável, uma vez que não é possível dividir clinicamente o canal radicular em terços nas radiografias intra-orais. Em segundo lugar, o número de forames não pode ser avaliado com exatidão através de radiografias periapicais intra-orais.

Dado que os estudos registam configurações cada vez mais recentes, é difícil classificá-las em grupos; em vez disso, devem ser designadas individualmente por um sistema de nomenclatura simples que possa definir uma determinada configuração.

Caraterísticas morfológicas a ter em conta na elaboração de um sistema de nomenclatura:

- Tipo de dente
- Raiz em que a configuração está envolta
- Configuração do canal radicular desde o orifício até ao ápice
- Local em que o canal radicular sai do ápice da raiz.
- Variações anatómicas como o radix molar, canal em forma de C, etc.

IV. Nova proposta: [Fig-4]

- Número do dente: O número do dente pode ser escrito utilizando o sistema de nomenclatura FDI.

- Nomenclatura da raiz escrita no lado direito do número do dente.
- O trajeto do canal em cada raiz mencionado entre parêntesis redondos, escrito no lado direito da nomenclatura de cada raiz.
- O número de forames através dos quais o canal sai no ápice é mencionado depois de colocar um corte no curso do canal.
- Proposta de variações anatómicas:
    - ❖ O canal em forma de C pode ser mencionado pela letra "C" acrescentada à esquerda do número do dente.
    - ❖ A fusão entre canais pode ser representada por (-) entre canais
    - ❖ O taurodontismo pode ser mencionado pela adição da letra "T" à esquerda do número do dente.
    - ❖ A raiz única pode ser mencionada pela letra "R" adicionada à direita do número do dente.

Nomes individuais como Radix paramolaris, Radixentomolaris, canal mesial médio, etc., não são necessários. A raiz adicional do Radix paramolaris pode ser escrita como Mesiobuccal (MB) ou Distobuccal (DB) e da mesma forma a raiz adicional do Radix entomolaris como Mesiolingual (ML) ou Distolingual (DL) dependendo da sua posição anatómica. Da mesma forma, o canal mesial médio, ou seja, o canal entre o canal MB e ML, pode ser escrito como 3-3, 3-2 ou 3-1, dependendo do curso do canal médio do orifício ao ápice.

<u>Por exemplo</u>: 47M(1-2-1-2/2)D(1-1-1/1) pode ser representado como um segundo molar mandibular direito com a raiz mesial tendo a configuração -um canal que surge da câmara pulpar, durante o seu curso divide-se em dois e depois volta a unir-se num e depois divide-se em dois que saem através de dois forames. Na raiz distal, um canal continua do orifício ao ápice e sai por um forame.

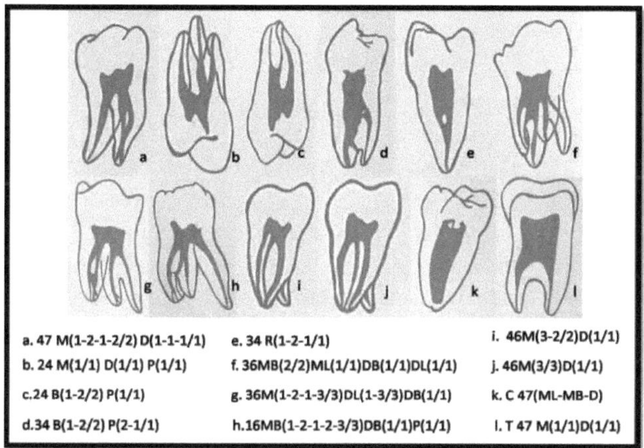

Fig. 4VI. A nova classificação pode ser adaptada às configurações das raízes e dos canais radiculares. Inclui códigos para três componentes separados: o número do dente, o número de raízes e a configuração do canal radicular.

Número do dente

O número do dente (TN) pode ser escrito utilizando qualquer sistema de numeração (por exemplo, o sistema de numeração universal, o sistema de numeração por notação de Palmer ou o sistema da Federação Dentária Mundial FDI). Se o dente não puder ser identificado através de um dos sistemas de numeração (ou seja, dentes extraídos), pode ser utilizada uma abreviatura adequada, por exemplo, incisivo central maxilar (superior) (UCI).

Tooth type	Code
Single-rooted	$^{1}TN^{O\text{-}C\text{-}F}$
Tooth type	**Code**
Double-rooted	$^{2}TN\ R1^{O\text{-}C\text{-}F}\ R2^{O\text{-}C\text{-}F}$
Multirooted	$^{n}TN\ R1^{O\text{-}C\text{-}F}\ R2^{O\text{-}C\text{-}F}\ Rn^{O\text{-}C\text{-}F}$

Tabela 2 TN, Número do dente; R, Raiz; O, Orifício; C, Canal; F, Forame.

Número de raízes e sua configuração

O número de raízes (R) é adicionado como um sobrescrito antes do número do dente (^{R} TN). Por exemplo,^{1} TN significa que o dente 'TN' tem uma raiz. Qualquer divisão de uma raiz, seja no terço coronal, médio ou apical, será codificada como duas ou mais raízes. Assim, uma bifurcação é representada como^{2} TN, e uma trifurcação é representada como^{3} TN e assim por diante. Os detalhes das raízes em dentes com raízes duplas e múltiplas são adicionados à direita do número do dente (^{R} TN Rn) (Tabela 1, Apêndice S1).

Configuração do canal radicular

O tipo de configuração dos canais radiculares em cada raiz será identificado por um ou mais números sobrescritos a seguir ao número do dente e definirá o trajeto contínuo do sistema de canais radiculares a partir do(s) orifício(s) (O), passando pelo canal (C) até ao forame (foramina) (F)

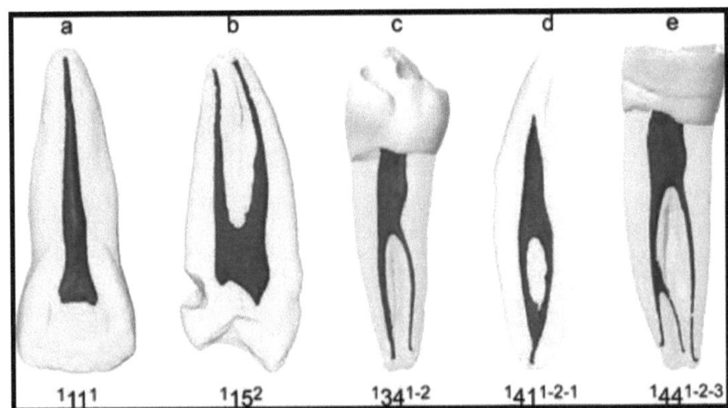

Fig 5 Para um único dente com raiz

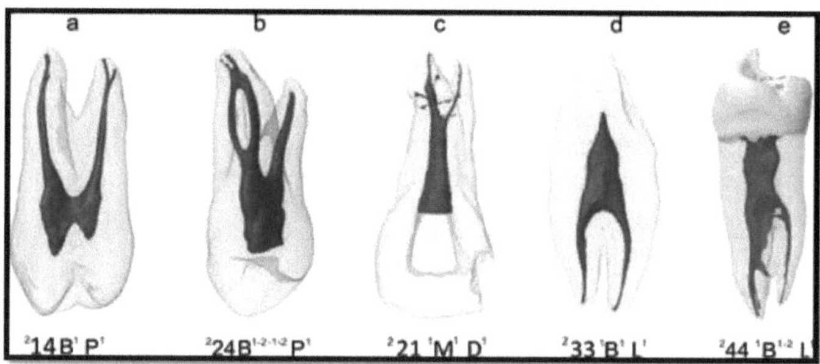

Fig 6 Para dente com raiz dupla

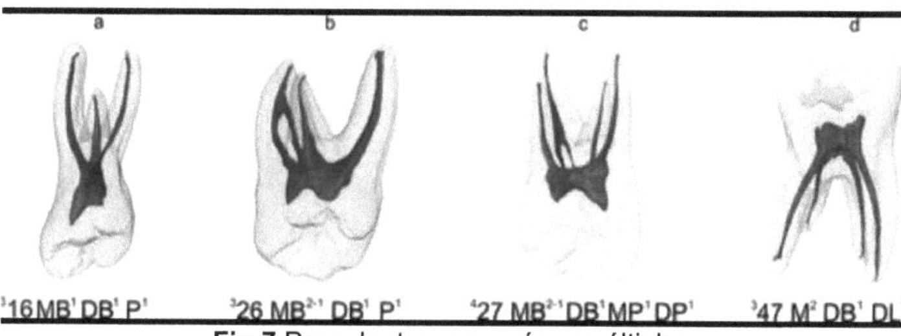

Fig 7 Para dentes com raízes múltiplas

Conclusão

O sistema de codificação fornece descrições pormenorizadas das configurações da raiz e do canal radicular em dentes multirradiculares, ajudando a documentação exacta e o planeamento do tratamento em endodontia. Oferece um sistema de classificação simples, preciso e prático para estudantes, médicos dentistas e investigadores. Inclui informações completas sobre o número do dente, o número da raiz e os tipos de configuração do canal radicular, dando prioridade à simplicidade e à adoção universal, excluindo defeitos de desenvolvimento e anatomia menor do canal.

Capítulo 6 : Técnicas de diafanização no estudo da anatomia dos canais radiculares

A indústria dentária registou avanços significativos com a introdução de tecnologias inovadoras, como a micro-CT ou a CBCT. No entanto, estas tecnologias têm custos elevados, tornando-as inacessíveis à maioria dos profissionais e investigadores. Por outro lado, a diafanização dentária ou métodos de transparência, também conhecidos como clarificação dentária, é uma alternativa acessível que fornece resultados fiáveis. Esta técnica é uma excelente ferramenta para compreender a anatomia interna dos dentes humanos e permite a avaliação de vários procedimentos endodônticos utilizando dentes extraídos.

A visualização da anatomia interna dos dentes humanos é uma tarefa desafiadora, especialmente no campo da endodontia. Muitas tentativas têm sido feitas para expor, analisar e visualizar a estrutura interna dos dentes humanos. A anatomia humana tem sido extensivamente estudada através de dissecação, autópsia e observação macroscópica. Por outro lado, o exame microscópico permitiu-nos compreender os tecidos humanos a nível molecular. Estas técnicas bidimensionais fornecem conhecimentos indispensáveis, mas são limitadas na compreensão tridimensional de uma secção de tecido ou de um órgão.

Werner Spalteholz, um anatomista alemão de 1861-1940, foi o primeiro cientista a investigar o processo de limpeza de corpos inteiros, grandes secções de tecido e órgãos inteiros para visualização tridimensional das estruturas internas. Em 1909, o Dr. Spalteholz solicitou uma patente americana para o seu processo de fabrico de corpos transparentes e translúcidos. No ano seguinte, o Dr. Hermann Prinz publicou o método de Spalteholz na revista Dental Cosmos num artigo intitulado "The Spalteholz Method of Preparing Transparent Animal Bodies" (O método Spalteholz de preparação de corpos animais transparentes).

Fasoli e Arlota, em 1913, utilizaram o método de Spalteholz para estudar a anatomia do canal radicular. Antes deste método de desobstrução, a dissecção, as radiografias e as cavidades de corrosão eram os métodos mais utilizados, mas tinham várias limitações. Esta técnica é muito útil para revelar a complexidade do sistema de canais radiculares e para classificar anatomicamente vários tipos de configuração dos canais radiculares.

A diafanização dentária tem sido frequentemente utilizada para testemunhar várias caraterísticas anatómicas do sistema de canais radiculares, incluindo a presença e o número de canais principais, canais laterais e canais adicionais, tais como MB2 em raízes mesiovestibulares de molares superiores ou canais mesiais médios em raízes mesiais de molares inferiores, ramificações apicais, alças, canais divididos, canais de ligação, istmos, etc. (fig. 1).

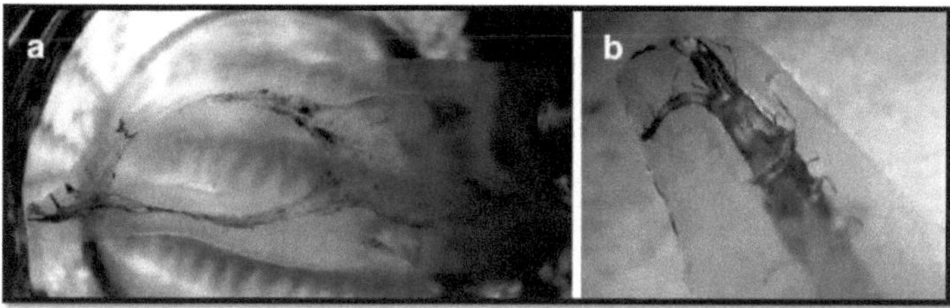

Fig 1 (**a**) Pré-molar maxilar mostrando a câmara pulpar e uma configuração 2-1 com canais laterais e delta apical; (**b**) canais acessórios no terço apical de um canino maxilar

Para além das estruturas anatómicas, a diafanização dentária também pode ser utilizada para avaliar os diâmetros apicais (fig. 2 a,b), a espessura do cimento ao nível apical, a localização e a forma da junção cimento-dentina-canal (CDC) e da constrição apical, que normalmente não corresponde à junção CDC. Também é adequado para avaliar os procedimentos endodônticos, incluindo a avaliação da precisão dos localizadores apicais electrónicos, o selamento dos canais laterais, as diferentes técnicas de obturação e até a distribuição vascular.

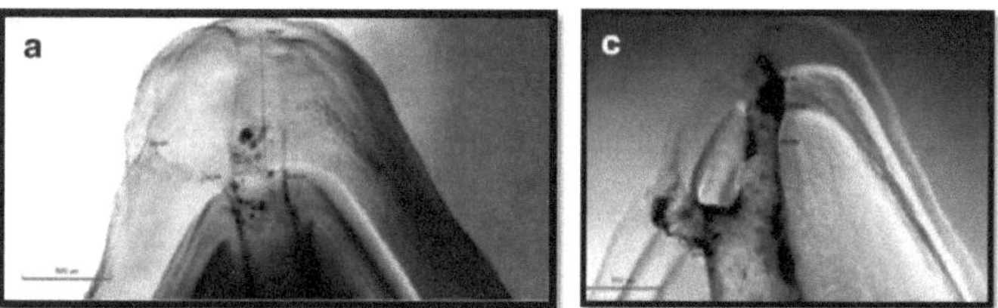

Fig 2 Medições dos canais principal e lateral

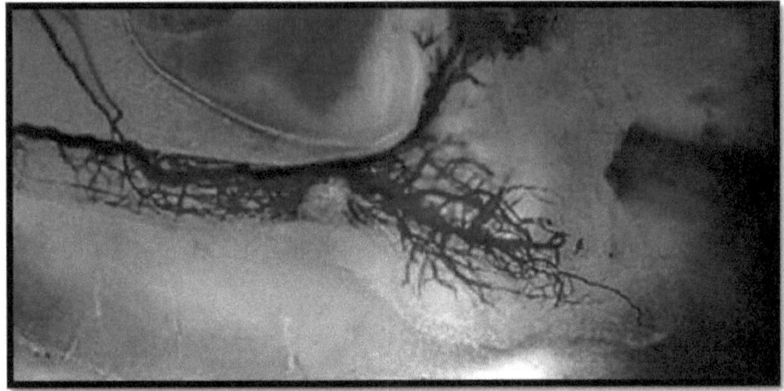

c) observação da distribuição vascular

Terminologia

A terminologia atual para "clareamento" de dentes humanos apresenta discrepâncias. Diafanização é um termo histológico que se refere à transparência de todo o corpo, órgão ou estrutura. Por outro lado, é usado em histologia de secção de tecidos e é essencialmente um passo em todo o processo, não o resultado. Em histologia, a clarificação refere-se ao passo que se segue à desidratação. Substitui o agente de desidratação por uma substância que pode ser miscível com o meio de inclusão (parafina). Os agentes descolorantes têm o mesmo índice de refração que as proteínas, fazendo com que o tecido se torne translúcido. Por sua vez, a diafanização de dentes humanos não envolve a inclusão em parafina e é essencialmente transparente.

Técnicas de diafanização (transparência) de peças dentárias

O procedimento de diafanização, independentemente do método, deve sempre incluir três passos fundamentais:-

1. Descalcificação
2. Desidratação
3. Esclarecimento.

Alguns profissionais optam por fixar os dentes com formalina ou ácido acético antes ou durante o processo de diafanização em tecidos moles para evitar a sua decomposição. No entanto, tal não é necessário, uma vez que as peças dentárias são tecidos duros de difícil decomposição.

A diafanização deve também basear-se nos seguintes critérios:

1. A dentina não deve ser destruída.

2. A topografia anatómica da polpa, em comparação com o dente, tem de ser realçada.
3. Mesmo as mais pequenas ramificações não podem ser ignoradas.
4. A cavidade pulpar deve ser visível.
5. O material injetado teve de preencher completamente o espaço do canal radicular, e os resíduos de polpa, se existirem, não podem representar qualquer obstáculo.
6. O material injetado deve ser resistente química e mecanicamente.
7. O corante não pode estar presente no tecido dentinário.

I. Descalcificação

A descalcificação é a remoção completa dos sais de cálcio e fósforo presentes nos tecidos mineralizados, mas, ao mesmo tempo, não deve causar efeitos indesejáveis ou artefactos nos tecidos tratados, como mostrado na (fig. 3). Por isso, os agentes ácidos, como o ácido e os quelantes de cálcio, devem ser usados em baixas concentrações para conseguir a desmineralização completa da amostra de dente. Uma concentração desproporcionada pode danificar a superfície da raiz sem descalcificar completamente a parte mais profunda.

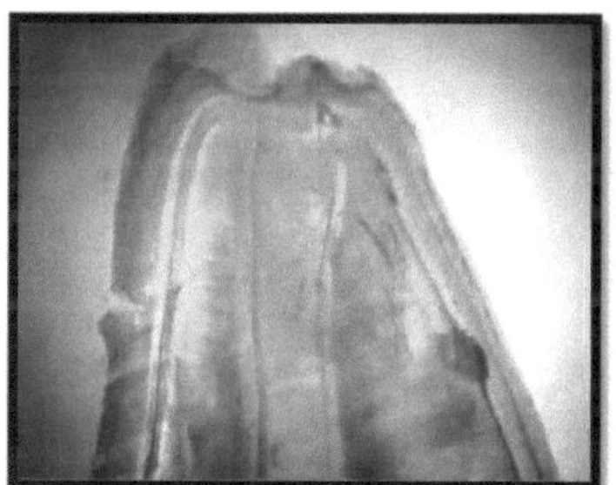
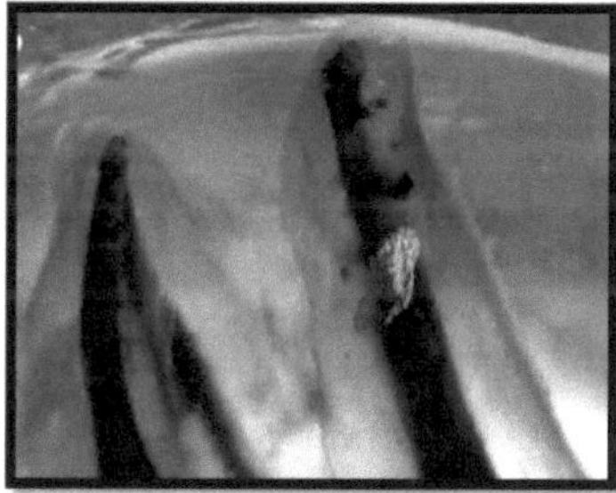

Fig 3 O aumento do tempo de descalcificação ou uma concentração excessiva do agente descalcificante pode causar danos na estrutura da amostra

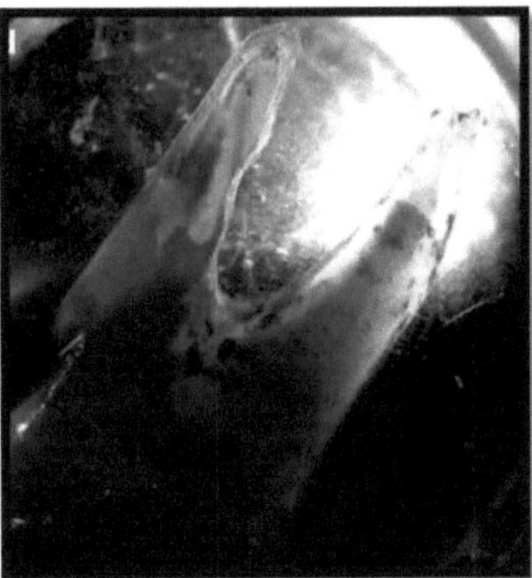

Fig. 4 A diminuição do tempo de descalcificação ou a utilização de uma concentração mais baixa da solução descalcificante pode evitar a descalcificação correta dos tecidos duros

Podem ser utilizados dois grupos principais de agentes descalcificantes para efeitos de diafanização: ácidos (orgânicos e inorgânicos) e quelantes de cálcio.

i. Ácidos

Os ácidos fornecem iões de hidrogénio e eliminam iões de hidroxilo, cálcio e fosfato que levam à alteração do equilíbrio iónico da hidroxiapatite e à sua dissolução. Quanto mais rápida for a ação do agente descalcificante, maiores serão os danos nos tecidos. Existem dois grupos de ácidos: os ácidos fortes (inorgânicos) e os ácidos fracos (orgânicos).

Os ácidos inorgânicos actuam muito rapidamente, pelo que, se forem utilizados em concentrações mais elevadas e com demasiado tempo de exposição, podem danificar as estruturas dentárias e modificar a morfologia da amostra.

Os ácidos orgânicos actuam lentamente e preservam melhor o tecido.

Os ácidos mais utilizados são o clorídrico (inorgânico), o nítrico (inorgânico) e o fórmico (orgânico).

Venturi utilizou ácido fórmico a 7% juntamente com ácido clorídrico a 3% e sulfato de sódio a 8% como agente tamponante dissolvido em água durante 14 dias. Greco-Machado demonstrou que esta solução dá melhores resultados do que as soluções de ácido nítrico propostas por Okomura,

- Ácido clorídrico (HCl)

- Também conhecido como acidum salis, ácido muriático e aguardente de sal.
- Altamente eficaz mas agressivo em concentrações elevadas.
- Disponível em formas comerciais diluídas.
- Utilizado na clarificação dentária em concentrações de 3%, 5%, 7% e 10%.
- Concentrações mais elevadas conduzem a uma descalcificação mais rápida, mas também a maiores danos nos tecidos.
- Por exemplo, o HCl a 3% demora 7-10 dias, o HCl a 5% demora 3-5 dias e o HCl a 10% demora 1-3 dias para atingir o ponto final da descalcificação.

- O ácido nítrico (HNO3) é um dos agentes inorgânicos descalcificantes mais eficazes. Deve ser utilizado numa concentração máxima de 5% (95% de água) porque, em concentrações mais elevadas, pode causar danos graves nos tecidos. O ácido nítrico diluído em álcool etílico em concentrações de 92,5% de álcool absoluto é menos agressivo, pois diminui o tempo de descalcificação. Podem ser preparadas duas soluções com ácido nítrico:

  (1) 10% de formaldeído, 10% de ácido nítrico e 80% de água destilada

  (2) Ácido nítrico a 10% (40 mL) misturado com ácido crómico a 0,5% (30 mL), também conhecido como **líquido de Perenyi**.

- O ácido fórmico (CH2O2) pode ser utilizado em concentrações de 5-10% dissolvido em água destilada ou da torneira, e é considerado o ácido de eleição para a descalcificação óssea. Este ácido tem a vantagem de fixar e descalcificar os tecidos simultaneamente, no entanto, a sua ação é muito lenta. Este processo lento permite uma maior segurança na determinação do ponto final do procedimento, evitando a descalcificação excessiva.

ii. Agentes quelantes

Os quelatos combinam-se com iões metálicos em solução e são geralmente solúveis em água. O EDTA (ácido etilenodiaminotetracético) é normalmente utilizado como quelante para descalcificação. Mas a remoção de iões de cálcio por EDTA a 17% é um processo lento.

Métodos de avaliação da descalcificação:

- **Métodos físicos**:
  - **Teste de flexão ou queda**: Para avaliar se um dente está descalcificado, pode dobrá-lo ou deixá-lo cair sobre uma superfície metálica e ouvir o som.
  - **Teste de perda/ganho de peso**: Pesar o dente antes e depois do processo de descalcificação.
  - **Teste de bolhas**: Observa-se a formação de bolhas de dióxido de carbono na camada superficial do dente. No entanto, este método é considerado pouco fiável devido à necessidade de agitação e sacudidelas repetidas.
- **Métodos químicos**:
  - Misturar uma **amostra de 5 ml da solução descalcificante** com meia colher de hidróxido de amónio concentrado e 5 ml de oxalato de amónio aquoso. Deixar a mistura repousar durante **30 minutos**. Se se formar **um precipitado de oxalato de cálcio**, a descalcificação está incompleta. Se a solução permanecer **transparente**, a descalcificação é bem sucedida.
- **Método Radiográfico**:
  - O método mais sensível consiste em efetuar **radiografias diárias** até se verificar, por radiolucência, que a peça dentária está completamente descalcificada.

Métodos para acelerar o processo de descalcificação

A descalcificação química pode ser acelerada através de concentrações elevadas de agentes descalcificantes quentes, mas isto pode ser agressivo e causar uma desmineralização excessiva e danos nos tecidos. Outra opção são os ultra-sons. Neste caso, o dente é imerso numa solução de descalcificação e exposto a ondas ultra-sónicas. A vibração molecular da solução promove a formação de sais entre os iões libertados e os ácidos ou quelantes utilizados.

II. Processo de desidratação

A desidratação consiste em remover os líquidos dos tecidos dentários descalcificados. Isto evita a interferência com o índice de refração da substância clarificadora. O tempo necessário para a desidratação depende do conteúdo de líquido no tecido e da capacidade de absorção de humidade do agente desidratante. Um bom agente desidratante não deve alterar a estrutura do tecido e não se deve misturar com o agente clarificador.

Agentes desidratantes de uso comum:

a. **Álcool etílico**: Amplamente utilizado devido à sua rápida ação, não toxicidade, fiabilidade e eficácia. Pode causar distorção dos tecidos (efeitos de contração). Devem ser utilizadas concentrações graduais para atenuar a distorção. O álcool etílico absoluto pode modificar a forma dos tecidos. Após a desidratação, colocar a amostra perto de um dessecante durante 1-2 horas para minimizar o teor de humidade.

b. **Álcool isopropílico**: É altamente inflamável e é utilizada uma concentração gradual para evitar a deformação da amostra.

- **Dessecação** - Algumas técnicas não utilizam álcoois ou outros químicos, uma vez que estes podem afetar o tecido pulpar. A técnica patenteada pelo Dr. Craig não utiliza agentes de secagem à base de álcool, mas baseia-se na exposição a dessecantes, ao ar ou ao ambiente. No entanto, os dessecantes podem aderir a superfícies húmidas, tornando difícil a sua remoção sem causar danos. Para evitar isto, uma lavagem rápida com uma solução como água da torneira, água desionizada ou álcool pode libertar o agente de secagem sem afetar a integridade da amostra. As amostras também podem ser secas num recipiente hermético sem contacto com o agente dessecante.

- **Desidratação por exposição ao ambiente**
  É possível conseguir uma desidratação completa do dente sem utilizar álcoois ou dessecantes. Mantendo o dente seco durante a noite por 24 horas. Um bom indicador de uma desidratação adequada dos dentes é quando, no final do procedimento, estes se apresentam semitransparentes, especialmente na zona apical.

Técnicas de identificação do sistema de canais na diafanização dentária

Muitas técnicas de diafanização dentária conseguem uma transparência que pode obscurecer certos componentes do canal radicular, como os canais laterais ou as ramificações apicais. Para aumentar a visibilidade, é utilizado um meio de contraste, resistente aos procedimentos de clarificação, para preencher o espaço do canal pulpar. A tinta é normalmente utilizada para este fim, embora outras substâncias de contraste sejam também opções viáveis. O acesso aos canais radiculares deve preceder a colocação do meio de contraste, sendo propostos vários métodos de acesso, desde orifícios para pinos até ao acesso completo à câmara pulpar. Alguns defendem a imersão da amostra em produtos químicos como o hipoclorito de sódio (NaOCl) para limpar o tecido pulpar residual antes da injeção do meio de contraste, enquanto outros sugerem uma combinação de imersão e forçamento ativo do NaOCl através do sistema de canais. Estes procedimentos baseiam-se muitas vezes em tentativas e erros, combinando a adivinhação com a experiência.

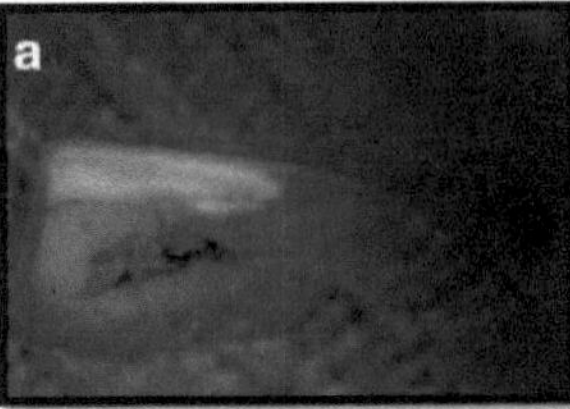

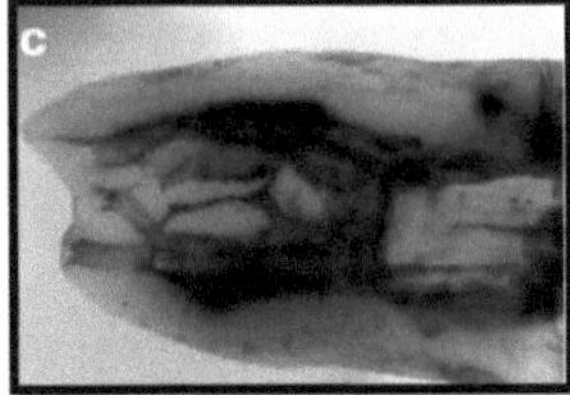

Fig 5 a) Sem a utilização de um meio de contraste, é praticamente impossível identificar os elementos do canal radicular b) A tinta da Índia utilizada como agente de contraste pode cobrir a superfície exterior da raiz, impedindo a correta visualização do canal radicular

Contraste Médio

Tinta

A tinta da Índia ou da China é o material mais utilizado para diferenciar a anatomia do canal radicular com resultados satisfatórios. A tinta é introduzida no sistema de canais antes da realização dos processos de descalcificação, desidratação e desobstrução. Se a tinta for colocada após a clarificação, é mais provável que a superfície exterior da raiz a absorva devido à descalcificação, dificultando a sua remoção. Além disso, a tinta pode invadir os túbulos dentinários devido à descalcificação, dificultando a definição dos limites laterais dos canais.

Tinta misturada com gelatina

A gelatina incolor pode ser dissolvida em água misturada com tinta para obter uma boa coloração Após a gelificação, a gelatina é colocada numa seringa para ser injectada nos canais. A seringa pode ser ligeiramente aquecida para que a gelatina se liquefaça e, assim, possa passar pela agulha sem dificuldade. A dissolução da tinta na gelatina facilita a sua remoção da superfície externa da raiz.

Também pode ser utilizada tinta acrílica, mas esta deve ser adequadamente fluida e preencher eficazmente o espaço do canal.

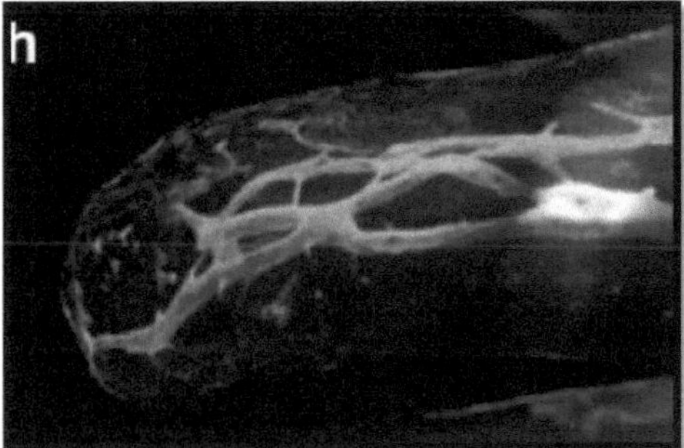

Fig 6 Tinta diluída como meio de contraste

Ar

A injeção de ar num sistema de canais pulpares acedido pode revelar a anatomia interna dos dentes de uma forma muito previsível (Fig.7) No entanto, por vezes o ar difunde-se rapidamente, o que torna difícil fotografar os resultados. Uma alternativa é congelar o dente desobstruído e colocá-lo num óleo de imersão quente. Isto fará com que a amostra se expanda e absorva o ar durante mais tempo do que a técnica de injeção simples.

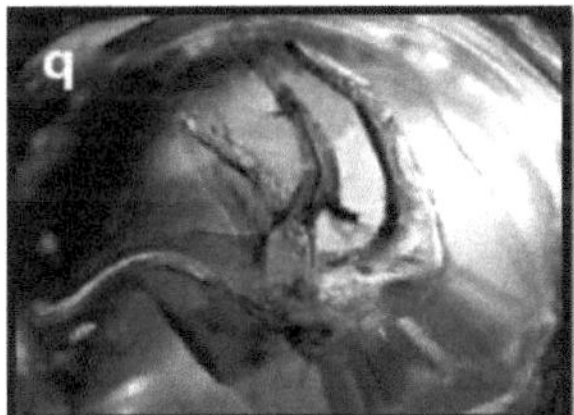

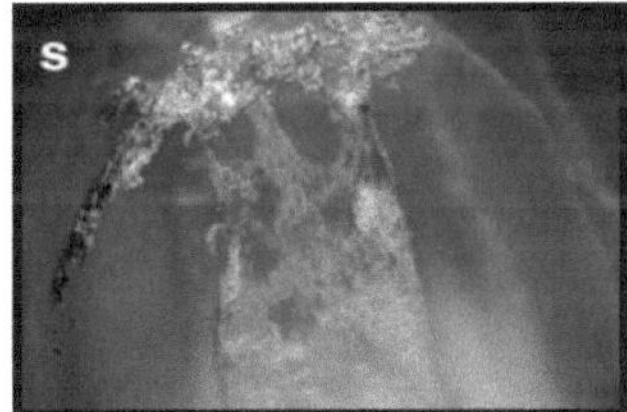

Fig 7 técnica de injeção de ar utilizada como meio de contraste

Biofilme

A técnica do Dr. Balandrano envolve os seguintes passos após a preparação do acesso:

1. As peças dentárias são colocadas em NaOCl a 1% durante 2 dias após a preparação do acesso, com mudanças diárias de solução para dissolver o tecido pulpar remanescente.
2. As amostras são então mergulhadas em água durante 2-3 dias, com mudanças frequentes para remover o NaOCl.
3. Após secagem ao ar durante 1 dia, é injetado um meio de cultura líquido (caldo de tioglicolato) nos canais através de pontos de acesso e as amostras são imersas no mesmo meio.
4. O meio de cultura é contaminado com bactérias de canais radiculares

infectados e as amostras são armazenadas a 37°C durante pelo menos 3 meses, com alimentação semanal de novo meio e bactérias de diferentes pacientes para promover o crescimento de colónias dentro do sistema de canais radiculares.

5. Após o crescimento bacteriano, as amostras são cuidadosamente lavadas com água da torneira e uma escova descartável.
6. As amostras são deixadas expostas ao ambiente durante pelo menos 5 dias antes de se iniciar o processo de clarificação.

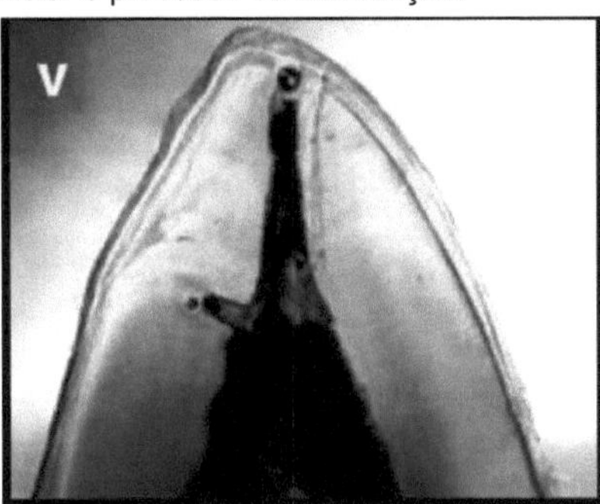

Fig 8 biofilme de microrganismos utilizado como meio de contraste

III. Processo de clarificação

Índice de refração

Quando a luz encontra um objeto, pode ser absorvida, reflectida ou transmitida, causando alterações na velocidade e direção devido ao índice de refração. Os dentes apresentam desafios únicos em termos de transparência devido às diferentes composições de tecido duro, cada uma com diferentes índices de refração. A obtenção de transparência envolve a imersão de objectos em líquidos com índices de refração semelhantes para reduzir a dispersão da luz. Na microscopia, são utilizados óleos de imersão com índices de refração correspondentes para a limpeza, indicando a eficácia através da translucidez do objeto. Estimar o índice de refração de substâncias como o colagénio tipo 1 é um desafio, mas para a diafanização dos dentes, os óleos com índices de refração específicos, como o salicilato de metilo, permitem a transparência.

Óleos de imersão

O salicilato de metilo, extraído das plantas de Gaultheria, é muito utilizado para a transparência dos dentes, mas pode ser letal se for ingerido ou absorvido através da pele. Na sua forma pura ou apresentação comercial, é referido como "Óleo Verde de inverno", que tem 98% de salicilato de metilo, e é amplamente utilizado em microscopia devido ao seu índice de refração de 1,5369. O Eugenol (óleo de cravo) e o benzoato de benzilo são alternativas, com índices de refração semelhantes aos da dentina. O isosafrole, quando misturado com salicilato de metilo, aumenta a transparência. Outros agentes históricos como a bergamota e o óleo de pervinca, embora voláteis e inflamáveis, têm valor experimental. Os óleos de imersão sintéticos com índices de refração variados são adequados para a clarificação dos dentes, sendo preferíveis os índices correspondentes aos da dentina. Deve-se ter cuidado no manuseamento destas substâncias devido à sua toxicidade e inflamabilidade. Adicionalmente, o bálsamo do Canadá e o mel com água são substâncias de imersão viáveis para a transparência dentária

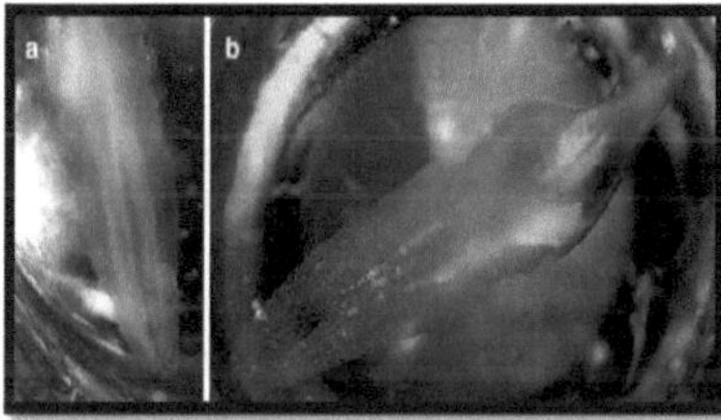

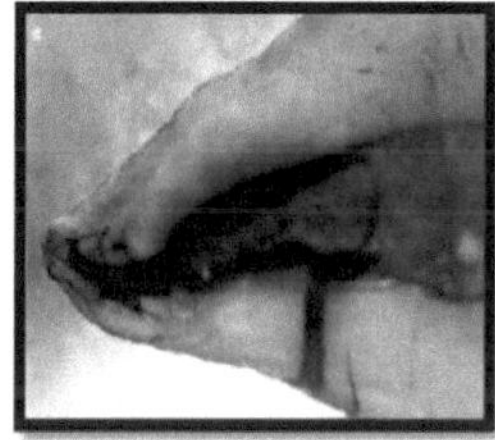

Fig 9 Agentes de imersão no processo de diafanização. (**a**) Quando o eugenol é utilizado como agente de limpeza, o dente é limpo mas apresenta um aspeto amarelo; (**b**) a utilização de salicilato de metilo como agente de limpeza permite um aspeto mais transparente em comparação com o eugenol; (**c**) o mel também pode ser utilizado como agente de imersão com resultados aceitáveis

Técnicas de diafanização

Os conceitos básicos de descalcificação, desidratação e clarificação para diafanização permaneceram inalterados desde que foram introduzidos por Spalteholz. Embora tenham sido efectuadas modificações ao longo do tempo relativamente aos materiais, proporções e durações utilizados nestes procedimentos, os conceitos fundamentais permaneceram os mesmos. Por conseguinte, estas alterações devem ser vistas como adaptações da técnica original de Spalteholz.

A. Spalteholz Modificação por Vertucci

1. Conservar os dentes extraídos em formalina a 10%.
2. Preparar as cavidades de acesso com uma broca redonda n.º 2.

3. Dissolver o tecido pulpar através da imersão dos dentes em NaOCl a 2,5% durante 12 h, seguida de 20 min num banho de ultra-sons.
4. Enxaguar os dentes com água corrente da torneira durante 2 horas e secar durante a noite.
5. Utilize uma agulha 27-G e uma seringa para injetar tinta da Índia no espaço do canal radicular coronalmente, assistida por sucção a vácuo apicalmente.
6. Secar os dentes com ar.
7. Descalcificar os dentes em ácido nítrico a 5% durante 4-5 dias, mudando a solução diariamente e determinando o ponto final através de radiografias.
8. Lavar os dentes com água corrente para remover os vestígios de ácido.
9. Secar e desidratar a amostra com concentrações crescentes de etanol (70%, 95%, 100%) durante 24 h.
10. Tornar os dentes transparentes mergulhando-os em salicilato de metilo.

B. Spalteholz Modificação por Robertson: Anatomia do canal

1. Deixar os dentes durante 3 dias em ácido nítrico a 5% à temperatura ambiente.
2. Desidratar a amostra em álcool etílico a 80% de um dia para o outro, depois em álcool etílico a 90% durante 1 h, seguido de 3 h de lavagem em álcool etílico a 100%, mudado a cada 1 h.
3. Utilizar salicilato de metilo para tornar os dentes transparentes.
4. Injetar tinta da Índia na câmara pulpar com uma agulha 27-G. A tinta pode ser arrastada através do sistema de canais aplicando pressão negativa na extremidade apical do dente com um sistema de sucção.

C. Modificação de Spalteholz por Robertson: Obturação do canal

1. A guta-percha e o selante são utilizados como meio de contraste.
2. Deixar os dentes em ácido nítrico a 5% durante 24 horas à temperatura ambiente.
3. Desidratar a amostra em álcool etílico a 80% durante a noite, depois em álcool etílico a 90% e 100% durante 1 h, respetivamente, seguido de 3 h de lavagem com acetona, mudada a cada 1 h.

4. Utilizar o silicone 710 durante 24 horas para tornar os dentes

transparentes.

D. Spalteholz Modificação por Holm Reuver

Este protocolo analisa todos os dentes de H., radiculares ou não, utilizando suspensões aquosas de pigmentos coloridos. Os pigmentos devem evitar fenómenos cromatográficos e ser suficientemente pequenos para uma boa penetração, mas suficientemente grandes para evitar os túbulos dentinários. O material orgânico pode ser dissolvido com NaOCl. Tirar fotografias dos dentes obturados depois de o preparado se tornar transparente para evitar a difusão da cor da guta-percha. Temperaturas mais baixas reduzem a difusão da cor da guta-percha. Este método é exclusivo para dentes previamente tratados e reduz o tempo de análise.

1. A extração dos dentes é seguida da remoção grosseira dos tecidos moles com instrumentos manuais e banho de ultra-sons com NaOCl a 3% durante 5 min.
2. Conservar os dentes em recipientes com soro fisiológico e alguns cristais de timol.
3. Secar os dentes durante a noite numa atmosfera ambiente normal. Nessa altura, a água evapora-se das estruturas pulpares no interior dos dentes e é substituída por ar.
4. Para instalar os pigmentos nas estruturas pulpares, é aplicado um gradiente de baixa pressão no interior dos dentes e um gradiente de alta pressão no exterior. Os dentes são imersos num recipiente com uma suspensão aquosa de pigmentos de cor e evacuados (por exemplo, Power Mixer no laboratório dentário) durante 2 min para remover o ar aprisionado no interior dos dentes. Com a remoção do vácuo, a pressão atmosférica pressiona a suspensão de cor em todos os compartimentos da polpa. O gradiente pode ser aumentado por pressão adicional, por exemplo, usando uma panela de pressão para polimerização acrílica, na qual o recipiente com os dentes é transferido.
5. Os dentes são retirados da suspensão de cor, as superfícies são limpas com tecido macio e os dentes são novamente secos à atmosfera ambiente durante 1 h para permitir que os pigmentos se liguem às superfícies internas da dentina. Em seguida, os restos de pigmento nas superfícies exteriores da raiz são meticulosamente removidos dos dentes secos com tecido húmido e pequenas escovas. Deve ter-se o cuidado de para não remover os pigmentos de nenhum forame.
6. Colocar a amostra em HNO3 a 5% durante 2-4 dias, dependendo da espessura dos dentes, mudando a solução a cada 6-12 horas e agitando a amostra constantemente.
7. Lavar com água da torneira durante 1 h.

8. Desidratar em álcool etílico (50%, 80%, 96%) durante 3-6 h, consoante a espessura da estrutura dentária, agitando constantemente a solução.
9. Transferir os dentes para salicilato de metilo, que os torna transparentes em 30-90 minutos.

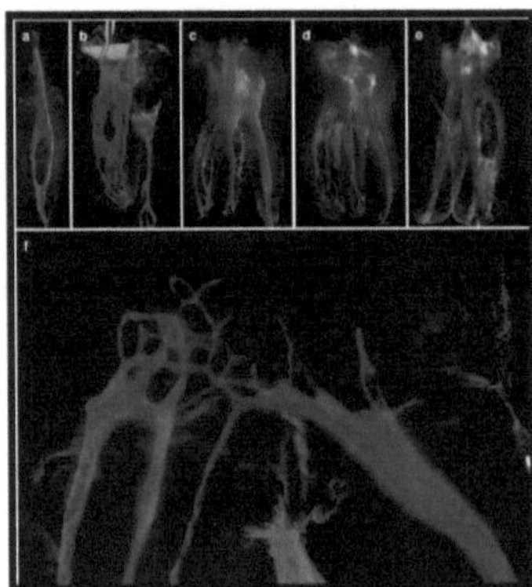

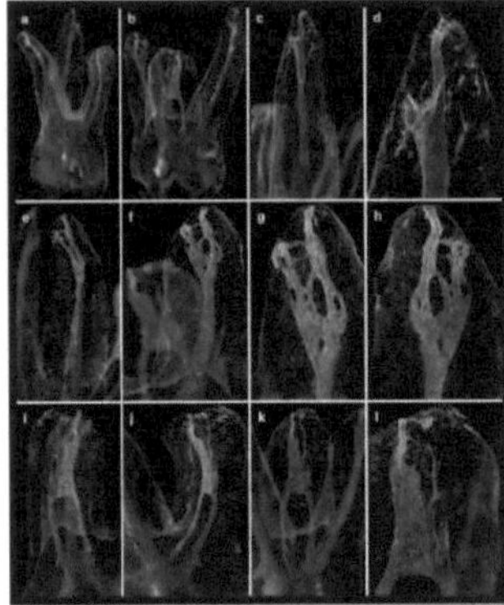

Fig 10 Técnica de diafanização de Holm Reuver aplicada a diferentes dentes, mostrando a complexidade do interior anatomia de (**a**) um incisivo mandibular e (**b-f**) cinco molares mandibulares
Fig 11 Técnica de diafanização de Holm Reuver mostrando a complexidade da morfologia interna de um molar superior (**a-l**)

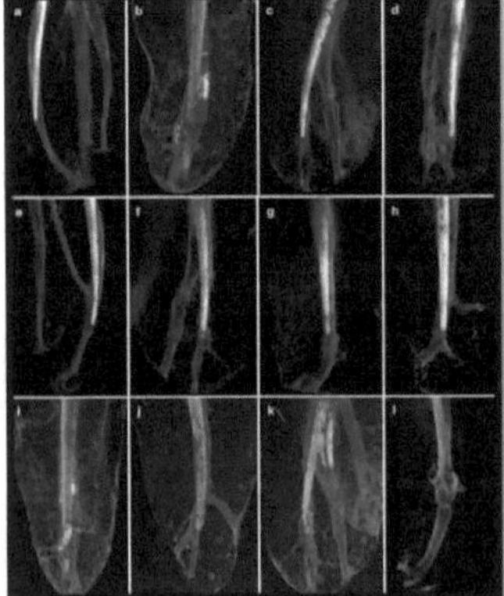

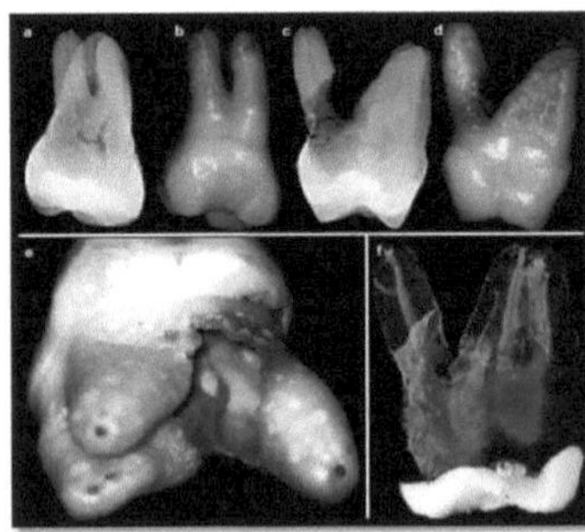

Fig 12 Técnica de diafanização de Holm Reuver aplicada a diferentes dentes mostrando a complexidade apical do sistema de canais radiculares (a-l)
Fig. 13 Técnica de diafanização de Holm Reuver aplicada a um dente molar superior (**a-j**) destacando uma reabsorção invasiva extra canal (ECIR) maciça na face vestibular da raiz palatina

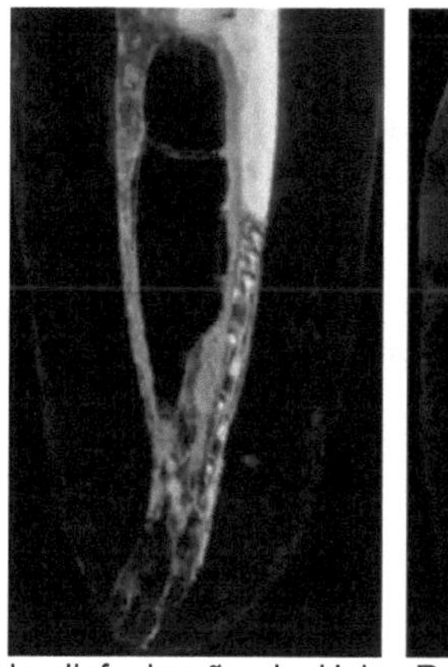
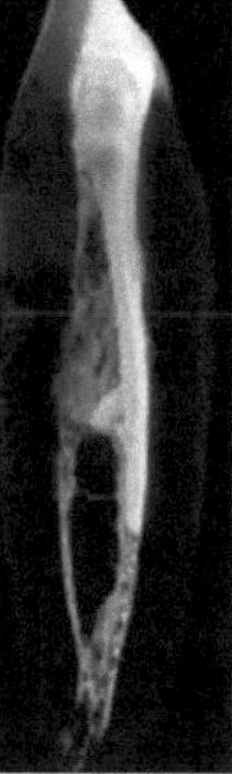

Fig. 14 Técnica de diafanização de Holm Reuver aplicada a um incisivo mandibular

A. Spalteholz Modificação por Barrington: Técnica A

Este método funciona exclusivamente em dentes previamente tratados e reduz drasticamente o tempo necessário para expor os aspectos internos do dente.

1. Mergulhar os dentes extraídos em NaOCl durante 2-4 h para remover o ligamento periodontal e os resíduos de sangue.
2. Colocar em ácido clorídrico a 5-7% durante 12 h (pré-molares/centrais) ou 24 h (molares).
3. Não enxaguar a amostra.
4. Colocá-los em álcool forte durante 2-4 horas.
5. Utilizar salicilato de metilo para clarificação.

Modificação Spalteholz por Barrington: Técnica B

Este método (pedido de patente #14/310,563) não utiliza meio de contraste nem preparação de acesso. É o método mais rápido para detalhar a anatomia interna dos dentes humanos, obtendo resultados em 48-72 horas.

1. Não limpar o dente recentemente extraído e deixá-lo secar num recipiente durante 24 horas.
2. Colocar a amostra em ácido clorídrico a 5-7% durante 12 horas (pré-molares/centrais) ou 24 horas (molares).
3. Limpar os detritos secos da parte externa do provete com uma lâmina de barbear.
4. Secar a amostra num agente de secagem sem álcool, como ar, areia de gato, areia de sílica, gel de sílica e terra de diatomáceas, durante cerca de 2-4 horas.

5. Colocar em óleo de salicilato de metilo.

B. **Spalteholz Modificação por Balandrano**

Nesta técnica, alguns dos seguintes produtos podem ser utilizados como meios de contraste: Tinta nanquim, tinta para bolo, tinta recreativa e bactérias. A diferença no índice de refração também pode ser utilizada para diferenciar o sistema de canais das outras estruturas dentárias.

1. Manter a amostra em ácido clorídrico a 3% durante 7 a 10 dias, agitando-a pelo menos cinco vezes em cada 24 horas. A solução deve ser mudada em cada 24 horas.
2. Avaliar o processo de desmineralização por radiografia.
3. Colocar a amostra em água da torneira durante 1 hora.
4. Desidratar em álcool etílico (50%, 60%, 70%, 80%, 90% e 96%, respetivamente) durante 24 horas cada, agitando a solução pelo menos cinco vezes em cada 24 horas.
5. Colocar a amostra num recipiente hermeticamente fechado, contendo areia de sílica num pequeno recipiente aberto, durante 1 h para completar a desumidificação.
6. Colocar o dente em óleo de salicilato de metilo para clarificação.

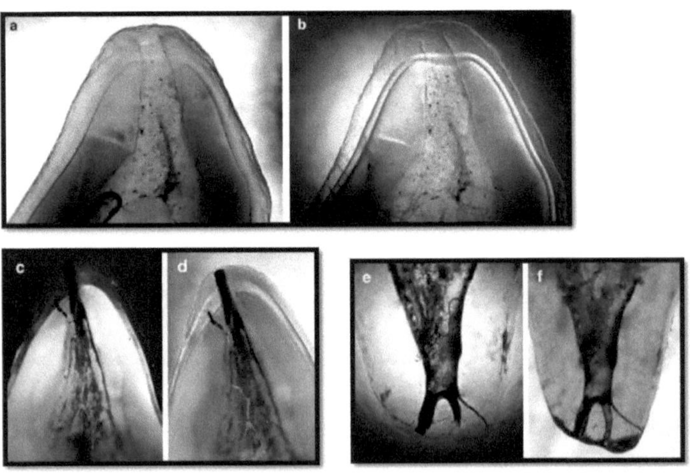

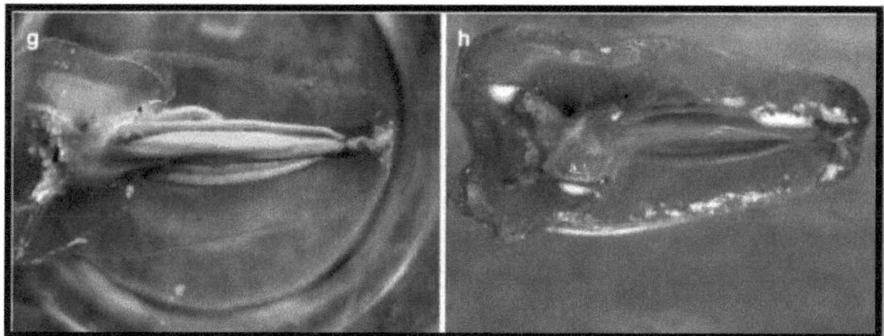

Fig. 15 Imagens de dentes desobstruídos tiradas com diferentes técnicas fotográficas desenvolvidas pelo Dr. Balandrano. (**a**, **b**) Raiz mesial de um molar mandibular fotografada com duas técnicas diferentes, mostrando claramente a camada de cimento, a dentina e o canal radicular; (**c**, **d**) diferentes técnicas fotográficas mostrando a camada de cimento e a dentina com cores distintas; (**e**, **f**) pré-molar mandibular submerso em salicilato de metilo e revestido com resina acrílica mostrando um canal largo com quatro ramificações ao nível do ápice; (**g**, **h**) mesma peça dentária fotografada submersa (esquerda) e não submersa (direita) em óleo

Técnicas fotográficas

A qualidade da imagem obtida com a técnica de diafanização é crucial para avaliar a anatomia do canal radicular e garantir resultados exactos. Recomenda-se que a análise da imagem seja efectuada por um técnico experiente para garantir imagens de alta qualidade e resultados válidos. A escolha da técnica fotográfica é de extrema importância para documentar a transparência dos dentes. Todas as técnicas fotográficas devem envolver imersão em óleo e microscopia de luz com iluminação oblíqua, que é um procedimento padrão em histologia.

Devem ser seguidos três princípios fundamentais na documentação dos resultados:

1. A amostra deve ser totalmente imersa em óleo para maximizar a visibilidade dos pormenores.
2. A iluminação perimetral deve ser utilizada, evitando a retroiluminação total, que pode ser rara e por vezes prejudicial.
3. Podem ser utilizadas várias formas de ampliação, desde microscópios de luz normais e microscópios cirúrgicos dentários até à macrofotografia. Podem ser utilizados mecanismos criativos, técnicas, iluminação, filtros e abordagens artísticas para retratar os resultados de forma eficaz.

Por exemplo, o Dr. Barrington utiliza a imersão total da amostra em óleo de salicilato de metilo e iluminação perimetral utilizando um microscópio operatório dentário com ampliações que variam entre 2× e 26×.

A abertura numérica desempenha um papel crucial no desempenho das lentes objectivas, incluindo câmaras e microscópios, uma vez que determina a potência, a profundidade focal e o brilho proporcionados pela lente. No entanto, devido aos diferentes índices de refração dos tecidos dentários, a determinação da abertura ideal para obter imagens nítidas de amostras clarificadas pode ser um desafio. Esta situação pode ser resolvida capturando a fotografia com o dente submerso numa substância que tenha um índice de refração semelhante ao da dentina (n = 1,54). Esta imersão também optimiza a abertura numérica, resultando numa imagem mais precisa da amostra. Caso contrário, podem ocorrer resultados pouco fiáveis, uma vez que algumas estruturas internas do dente podem não ser corretamente distinguidas.

Na literatura, foram sugeridas várias substâncias para a observação de peças dentárias clarificadas, incluindo xileno e resinas epoxídicas. Entretanto, o xileno, com índice de refração de 1,505, difere das estruturas dentárias e não permite a observação precisa dos detalhes da amostra. Por outro lado, as resinas epoxídicas podem ser muito eficazes na transparência dos dentes, embora o seu índice de refração possa variar consoante a marca e a composição química. Além disso, o índice de refração das resinas epoxídicas pode mudar após a polimerização. Por isso, se forem utilizadas resinas epoxídicas para clarificação dentária, é aconselhável garantir que têm um índice de refração semelhante ao da dentina no momento da polimerização.

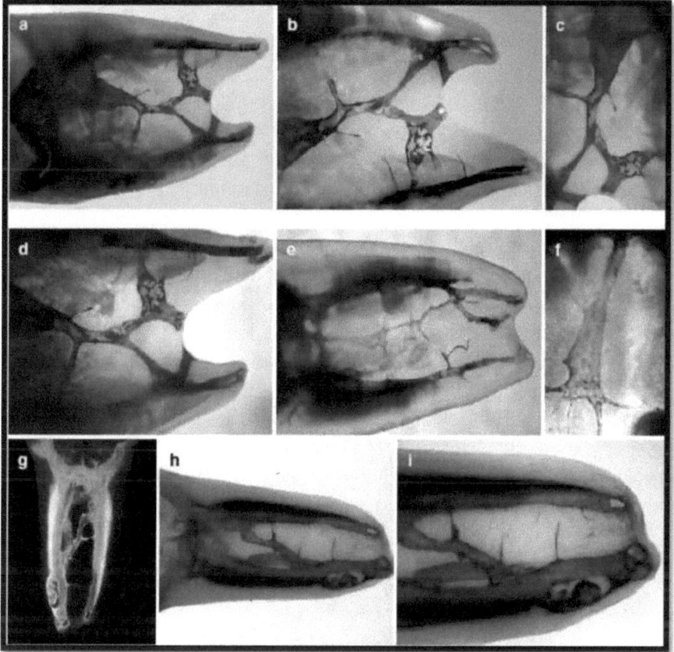

Fig. 16 Anatomias complexas dos canais observadas em raízes mesiais desobstruídas de molares mandibulares. (**a-d**) Mesial médio
O canal principal divide-se em dois canais na parte média da raiz. Cada uma das divisões é confluente com o canal principal
(**e**) um dos canais principais é dividido em dois canais no nível apical. Também pode ser observado um canal mesial médio que termina na divisão dos canais principais; (**f**) é comum observar um alargamento dos canais mesiais médios nos terços coronais ou médios da raiz; (**g-i**) um canal mesial médio inicia-se num dos canais principais e termina no outro, existindo também um canal recorrente ao nível do terço médio e um cálculo no terço apical da raiz

Preparação do canal radicular com dentes transparentes

Os dentes transparentes obtidos através do processo de diafanização podem ser reendurecidos para estudar os efeitos das técnicas mecânicas ou de irrigação nos componentes do canal radicular, principalmente para fins didácticos. O tratamento com xileno após a desobstrução pode restaurar parcialmente a dureza perdida durante a descalcificação, mas a dureza original não pode ser totalmente recuperada. Embora os sistemas de canais rectos possam demonstrar valor instrutivo, as curvaturas e as pequenas ramificações podem introduzir erros e artefactos. Os dentes pós-desobstruídos tratados com xileno podem ganhar alguma dureza em comparação com os dentes desobstruídos não tratados, mas também são propensos a instrumentação excessiva e perfuração. Por conseguinte, deve ter-se cuidado ao utilizar esta abordagem educacional.

A diafanização dentária, uma valiosa ferramenta de ensino, oferece uma análise completa dos métodos de instrumentação, irrigação e obturação. Proporciona uma visualização tridimensional da anatomia do canal radicular de forma económica e sem dispositivos especiais. Dois métodos básicos, o de Barrington e o de Balandrano, são recomendados com base na condição do dente. A prática contínua é necessária para o domínio, uma vez que os resultados podem variar devido às caraterísticas do dente e aos tratamentos químicos. Apesar dos desafios iniciais, a persistência produz melhores resultados endodônticos, melhorando a qualidade de vida do paciente.

Capítulo 7: CBCT e Micro CT no estudo da anatomia do canal radicular

Tomografia Computorizada de Feixe Cónico

Atualmente, a tecnologia de imagem é crucial no diagnóstico dentário. Os recursos mais comuns incluem radiografias panorâmicas convencionais ou digitais, periapicais intra-orais e bitewing. Estas técnicas oferecem avaliações rápidas, baixas doses de radiação e uma boa relação custo-eficácia a nível mundial. No entanto, são limitadas pela sua natureza bidimensional, que conduz a distorções geométricas, sobreposição de estruturas anatómicas e dependência da interpretação do observador.

Na medicina dentária, os exames tridimensionais (3D), como a tomografia computorizada (TC), ultrapassaram as limitações das técnicas de imagiologia bidimensionais (2D) convencionais. Os primeiros exames de TC envolviam múltiplos cortes 2D separados por áreas cegas, aumentando a exposição do paciente à radiação e exigindo máquinas de grandes dimensões. No entanto, o advento da tomografia computorizada de feixe cónico (CBCT) nos anos 90 revolucionou a imagiologia dentária.

A CBCT utiliza um único exame de 180-360° com um feixe de raios X em forma de cone, reduzindo os espaços cegos entre os cortes e permitindo a captura localizada de volumes 3D. Isto reduz significativamente a exposição à radiação e permite o desenvolvimento de máquinas mais pequenas e mais fáceis de utilizar pelos pacientes. A TCFC oferece uma maior resolução e qualidade de imagem em comparação com as tomografias convencionais e é mais precisa do que a radiografia panorâmica ou intra-oral. Embora a TCFC seja preferida para exames avançados e detalhados, as radiografias convencionais continuam a ser a principal escolha para imagiologia de rotina devido a factores como a dose de radiação, artefactos e ruído nas imagens de TCFC.

Aquisição de imagens de CBCT

As imagens de CBCT (tomografia computorizada de feixe cónico) envolvem um feixe de raios X em forma de cone projetado através do corpo do doente para uma placa detectora. À medida que a fonte de raios X e o detetor rodam em torno do doente num arco de 180-360°, são captadas várias imagens de projeção 2D. Estas imagens são depois reconstruídas num volume 3D conhecido como campo de visão (FOV), que pode ser ajustado para captar áreas específicas de interesse, desde campos pequenos para alguns dentes até campos maiores para vistas maxilofaciais.

A imagiologia por CBCT utiliza voxels para criar volumes 3D com formas e medições exactas. O tamanho dos voxels varia entre 400 µm e 76 µm, sendo que os tamanhos mais pequenos proporcionam uma maior resolução mas requerem doses de radiação mais elevadas. Os principais parâmetros que afectam a qualidade da imagem e a dose de radiação são os miliamperes (mA) por segundo e a quilovoltagem (kV). A imagiologia por TCFC pode expor os doentes a doses de radiação mais elevadas do que as radiografias tradicionais, pelo que os níveis de radiação devem ser geridos cuidadosamente para equilibrar as necessidades de diagnóstico com a segurança dos doentes.

Artefactos de CBCT

As imagens de CBCT (tomografia computorizada de feixe cónico), embora ofereçam uma visualização 3D detalhada, são susceptíveis a artefactos que podem complicar a interpretação e afetar a precisão do diagnóstico. Os artefactos podem resultar de factores relacionados com o dispositivo ou com o doente, comprometendo a qualidade das imagens reconstruídas.

Um artefacto comum relacionado com o doente é o artefacto de movimento, caracterizado por um padrão de contorno duplo e falta de nitidez, frequentemente causado pelo movimento do doente (fig. 1 a) durante o exame devido à respiração, batimentos cardíacos ou movimentos não intencionais. O movimento do doente pode ser minimizado reduzindo o tempo de exame, melhorando a estabilização da cabeça e utilizando correcções de artefactos baseadas em software. Outros artefactos relacionados com o doente incluem o endurecimento do feixe (fig. 1 b,c), o efeito de gradiente de margem exponencial (fig. 1 d) e os artefactos metálicos (fig. 1 e), que podem distorcer as imagens e reduzir a nitidez, particularmente em torno de estruturas densas como restaurações dentárias ou obturações de canais radiculares.

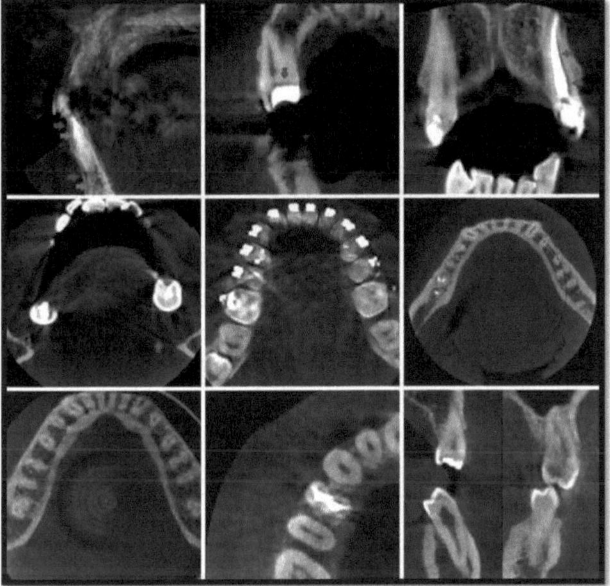

Fig 1 Diferentes tipos de artefactos de CBCT. (**a**) Movimento, (**b**, **c**) endurecimento do feixe, (**d**) efeito de gradiente de borda exponencial, (**e**) artefactos metálicos, (**f**, **g**) artefactos em anel, (**h**) artefactos de aliasing e (**i**) ruído

Os artefactos relacionados com o dispositivo incluem artefactos em anel, artefactos de aliasing, ruído, distorção volumétrica e movimento do dispositivo. Os artefactos em anel aparecem como formações semelhantes a anéis concêntricos ao eixo de rotação e podem indicar uma calibração deficiente ou problemas na placa do detetor (fig. 1 f, g). Os artefactos de aliasing são padrões de linhas visíveis nas periferias do exame, frequentemente causados pela natureza em forma de cone do feixe de raios X do CBCT (fig. 1 h). O ruído aparece como uma névoa cinzenta mosqueada, reduzindo o contraste e a nitidez, e está relacionado com a eficiência da deteção de fotões (fig. 1 i). A distorção volumétrica pode resultar em volume e forma imprecisos do objeto no volume 3D, muitas vezes devido ao endurecimento do feixe ou à atribuição do tamanho do voxel.

A presença de artefactos pode afetar a precisão do diagnóstico por TCFC, particularmente na deteção de determinadas condições clínicas, como instrumentos separados em dentes com obturação radicular. A TCFC pode ter uma menor precisão na deteção de instrumentos separados devido a artefactos gerados por materiais de obturação de alta densidade. Por conseguinte, ao utilizar a TCFC como auxiliar de diagnóstico, é importante considerar os potenciais artefactos provenientes de estruturas adjacentes à área de interesse, que podem afetar a interpretação do diagnóstico e o planeamento do tratamento.

Método de CBCT na avaliação das raízes e da anatomia do canal radicular dos dentes

Vários estudos de investigação compararam a imagiologia por TCFC com várias técnicas laboratoriais, tais como a secção histológica, a técnica de limpeza e a micro-CT, que é considerada a norma de ouro para a imagiologia não destrutiva de alta resolução.

A Micro-CT, semelhante à CBCT, utiliza raios X para gerar secções transversais de objectos 3D, mas utiliza optimizações como raios X de alta energia, tempos de exposição mais longos, pontos focais mais pequenos e detectores densamente compactados. Consequentemente, consegue uma penetração eficaz dos raios X em materiais densos e uma resolução de saída mais elevada, tornando-a adequada para a observação de pormenores finos da anatomia dentária. No entanto, os procedimentos de micro-CT são demorados e dispendiosos, limitando a sua utilização a um pequeno número de dentes extraídos.

Em contrapartida, a TCFC oferece a vantagem de realizar estudos in vivo em populações maiores, minimizando a influência de factores como a dificuldade de extração dos dentes. O tamanho do voxel é um parâmetro crucial que influencia a fiabilidade dos estudos da anatomia da raiz e do canal, com tamanhos de voxel mais baixos a produzirem resultados mais fiáveis. Embora os dispositivos de CBCT utilizem tamanhos de voxel maiores em comparação com os sistemas de micro-CT, demonstraram fiabilidade na deteção de canais radiculares e anatomias específicas dos canais.

Sousa et al. avaliaram a configuração do canal de pré-molares inferiores e concluíram que a precisão e a sensibilidade da TCFC para detetar o tipo morfológico correto foram de 0,89 e 0,79, respetivamente, quando comparadas à micro-TC.

Os estudos demonstraram uma boa concordância entre a TCFC e a micro-CT na identificação dos tipos morfológicos e das configurações dos canais. No entanto, a TCFC pode produzir imagens menos detalhadas, especialmente em configurações complexas de canais. Apesar disso, a sua capacidade de realizar estudos anatómicos in vivo em populações maiores torna-a inestimável para avaliar variáveis como a etnia, o envelhecimento, o género e a anatomia lateral do canal radicular.

A TCFC é particularmente útil para estudos observacionais que analisam a dentição completa de vários pacientes de populações específicas, permitindo estudos de prevalência mais fiáveis. Enquanto as técnicas de micro-CT, clareamento e histologia são adequadas para estudar detalhes anatómicos específicos, a CBCT é mais adequada para avaliar caraterísticas anatómicas gerais em populações maiores.

Cada método tem as suas vantagens e limitações, o que os torna adequados para diferentes concepções de estudo. Por exemplo, os métodos laboratoriais são preferíveis para estudar aspectos morfológicos específicos, enquanto as imagens de CBCT são mais adequadas para efetuar estudos de prevalência em populações específicas.

Panorama da literatura

Dentes anteriores

Embora os dentes anteriores superiores possam apresentar variações no comprimento da raiz, na curvatura apical, nos canais laterais e na forma e diâmetro da secção transversal do canal radicular, os estudos de prevalência que utilizam a TCFC classificam normalmente ambos os incisivos superiores como dentes de raiz única, sendo rara a ocorrência de uma configuração de duas raízes. Na maioria das investigações, a configuração do canal é descrita como Tipo I de Vertucci, com vários autores relatando essa configuração em 100% das amostras.

Foram relatados raros casos de outros tipos de configuração, principalmente nos incisivos laterais superiores, provavelmente devido à alta prevalência de dens invaginatus nesse grupo de dentes. Os caninos superiores também são predominantemente descritos como dentes de raiz única, com a configuração Tipo I de Vertucci relatada em quase 100% dos casos em diferentes regiões geográficas, embora um estudo da Índia tenha relatado uma frequência menor de configuração Tipo I nos caninos superiores.

Os incisivos inferiores são tipicamente dentes de raiz única, mas o sistema de canais radiculares nesse grupo é imprevisível, não apenas em relação à configuração de Vertucci dentro da mesma população, mas também quando comparado com populações diferentes. O Tipo I de Vertucci tem sido relatado como a configuração mais comum, particularmente em estudos chineses. No entanto, os relatos sobre a presença de um segundo canal nos incisivos centrais e laterais variaram entre as diferentes populações. Quando um segundo canal está presente, o Tipo III de Vertucci é a configuração mais comum para ambos os incisivos.

Os caninos mandibulares são normalmente descritos como tendo um único canal, mas a presença de um segundo canal não pode ser ignorada. A sua prevalência em alguns estudos tem-se mostrado variável, enquanto a frequência percentual de uma configuração de duas raízes tem sido relatada como variando em diferentes subpopulações.

Dentes pré-molares

Com exceção do grupo dos molares inferiores, os primeiros pré-molares superiores são os dentes com maior probabilidade de apresentar configuração birradicular, caraterística clínica que varia de acordo com a região geográfica, podendo ir de 33,3% na população chinesa a 80,0% na população francesa. Por outro lado, a configuração birradicular nos segundos pré-molares superiores é menos comum e varia de 5,6% em Portugal a 37,8% na Geórgia. Além disso, foi relatada a ocorrência de configurações de três raízes em 6,0% e 2,0% para o primeiro e segundo pré-molares superiores, respetivamente. Essas configurações multirradiculares influenciam significativamente a morfologia do sistema de canais radiculares desses dentes.

Nos primeiros pré-molares superiores, com exceção de um estudo turco em que um sistema de canais radiculares único foi observado em 62,6% dos casos, todos os outros estudos relataram o Tipo IV de Vertucci como a configuração mais comum (>50%), enquanto as frequências percentuais médias da configuração Tipo I foram inferiores a 26%. Para os segundos pré-molares superiores, a prevalência de um único sistema de canais radiculares variou de 14,3% na Alemanha a 77,6% na Turquia, sendo os Tipos II, IV e V as configurações mais comuns, dependendo da região geográfica.

Os pré-molares inferiores são mais previsíveis do que os pré-molares superiores em relação ao número de raízes. A prevalência de uma configuração de raiz única nos primeiros pré-molares inferiores variou de 82,0% na população taiwanesa a 99,9% na coreana, enquanto nos segundos pré-molares ultrapassou 95% dos casos, exceto em um estudo da Geórgia (88,6%). Configurações de três raízes são raras para ambos os dentes. Uma alta prevalência de um sistema de canal único (Tipo I de Vertucci) tem sido sistematicamente associada aos pré-molares inferiores, variando de 62,4% na Geórgia a 94,2% na Turquia para o primeiro pré-molar inferior, e de 56,6% na Geórgia a 99,7% na Índia para o segundo pré-molar inferior. Apenas um estudo da Alemanha relatou uma menor prevalência de sistemas de canais radiculares únicos para ambos os dentes (21,9% e 39%, respetivamente). O Tipo V de Vertucci foi relatado como a configuração mais comum em pré-molares inferiores com dois sistemas de canais radiculares, frequentemente associado a uma alta frequência de anatomia em forma de C.

Dentes Molares Maxilares

Os primeiros e segundos molares superiores são tipicamente descritos como dentes com três raízes e três ou quatro canais radiculares, embora sua anatomia possa apresentar caraterísticas morfológicas variadas. Estudos de TCFC indicam que mais de 95% dos primeiros molares superiores apresentam uma configuração de três raízes, embora também possam ocorrer configurações de duas raízes, principalmente devido à fusão entre as raízes distobucais e palatinas. Em contraste, a morfologia da raiz externa dos segundos molares superiores é menos previsível, com estudos de prevalência relatando uma configuração de três raízes variando de 57,8% na China a 94,6% no Brasil, enquanto configurações de duas e uma raiz podem ser observadas em 29,0% e 17,7% dos casos, respetivamente. As configurações de quatro raízes são raras para ambos os molares superiores.

A ocorrência de fusão radicular em molares superiores pode ter um impacto significativo no sistema de canais radiculares, levando a morfologias atípicas, como configurações em forma de C, istmos ou fusão entre os canais radiculares principais de diferentes raízes. Alguns estudos relataram que 15,7% dos segundos molares superiores têm raízes fundidas com um sistema de configuração de canais incomum. Portanto, as diferenças na prevalência de fusões radiculares entre os primeiros e segundos molares superiores contribuem para a complexidade de sua anatomia interna, levando alguns autores a excluírem os dentes com raízes fusionadas de suas análises.

Em termos de configuração dos canais, a principal diferença entre os primeiros e segundos molares superiores com três raízes está na raiz mesiovestibular. A maioria dos estudos de TCFC comparando ambos os dentes relatam consistentemente uma maior prevalência de um segundo canal radicular (MB2) na raiz mesiovestibular dos primeiros molares superiores em comparação com os segundos molares. A prevalência do canal MB2 variou de 30,9% a 88,5% para os primeiros molares superiores e de 13,9% a 83,4% para os segundos molares. Na raiz mesiovestibular, os tipos II e IV de Vertucci são as configurações mais frequentes nos sistemas de canais multirradiculares de ambos os dentes, enquanto as raízes distobucais e palatinas independentes apresentam a configuração tipo I de Vertucci em mais de 95% dos casos, com raras ocorrências de outros tipos de configuração. Entre outros tipos de configuração, um terceiro canal na raiz mesiovestibular dos primeiros e segundos molares superiores é relatado como uma ocorrência rara em estudos de prevalência de TCFC.

Dentes Molares Mandibulares

Os molares inferiores são tipicamente descritos como dentes com duas raízes; no entanto, nas populações asiáticas, existe uma elevada prevalência de uma segunda raiz distal nos primeiros molares inferiores (configuração de três raízes) e de raízes fundidas (configuração de raiz única) nos segundos molares inferiores. Estas variações anatómicas têm sido relatadas como caraterísticas étnicas quando se analisa o número de raízes nos molares inferiores. Estudos de TCFC de populações coreanas, chinesas e taiwanesas relataram uma configuração de três raízes nos primeiros molares em mais de 22% dos dentes. A maior frequência percentual num país não asiático foi identificada em França, enquanto que em algumas subpopulações de Itália e do Brasil, esta variação anatómica não foi identificada. Embora estes estudos não tenham comparado diretamente populações asiáticas e não asiáticas, as diferenças de prevalência podem ser consideradas significativas.

Recentemente, foi observada uma evidência mais robusta de uma caraterística étnica relativamente à maior prevalência de raízes fundidas nos segundos molares inferiores na população asiática. Neste estudo, a prevalência de segundos molares inferiores com morfologia em forma de C foi avaliada em nove países diferentes, utilizando métodos de CBCT. Os autores observaram a maior percentagem de molares de raiz única na China, seguida do México. As configurações de três raízes nos segundos molares inferiores e a morfologia de raiz única nos primeiros molares inferiores são ocorrências raras, assim como as configurações de quatro raízes para ambos os molares inferiores.

Em relação à configuração do canal radicular, ambos os molares são consistentemente apresentados como dentes com três canais radiculares em uma configuração de duas raízes, com dois canais radiculares na raiz mesial e um na raiz distal. Na raiz mesial, a prevalência de dois canais variou de 88,5% a 58,3% para os primeiros molares inferiores e de 100% a 97,0% para os segundos molares inferiores, respetivamente. Na maioria dos estudos, a configuração Tipo IV de Vertucci é a mais predominante (>50%) nos primeiros molares inferiores, seguida pela configuração Tipo II. Nos segundos molares inferiores, as configurações Tipo II e IV também apresentaram uma alta prevalência.

Entre as diferentes variações anatómicas, a presença de um terceiro canal radicular na raiz mesial, conhecido como canal mesial médio, tem sido relatada em estudos de TCFC como um achado pouco comum nos primeiros e segundos molares inferiores.

Os relatos sobre a prevalência de um único sistema de canais radiculares na raiz distal variaram de 59,5% a 99%, mas essa raiz também pode ter dois canais radiculares. Nesse caso, o Tipo II de Vertucci é a configuração mais comum, embora os Tipos III, IV e V também sejam achados comuns.

Morfologias adicionais

Diversas morfologias de raízes e sistemas de canais radiculares têm sido relatadas em estudos de TCFC, sendo a variação mais estudada a configuração do canal em forma de C. Alguns estudos sobre a anatomia do canal em forma de C focaram grupos dentários específicos, abordando vários aspectos, incluindo a prevalência, o tipo de configuração e a influência do género, da idade ou da localização do dente. Outros estudos forneceram informações mais generalizadas, mencionando a prevalência dessa configuração em grupos dentários específicos.

Utilizando métodos de TCFC, a existência da configuração de canal em C tem sido relatada em pré-molares inferiores, bem como em molares superiores e inferiores, sendo frequentemente associada a variações na morfologia externa das raízes. Portanto, considerando as dissimilaridades na morfologia radicular, seriam esperadas diferentes configurações de canal em forma de C, dependendo do grupo de dentes.

Nos pré-molares inferiores, a configuração em C é um achado incomum em estudos de TCFC, embora possa atingir 4,1% e 1,5% das populações chinesa e turca, respetivamente, para o primeiro e segundo pré-molares. Essa morfologia tem sido observada principalmente em pré-molares inferiores com configuração tipo V de Vertucci e sua prevalência foi significativamente maior para o primeiro pré-molar em um estudo português.

Nos molares superiores, a configuração do canal em C é um achado incomum, formado principalmente devido à fusão de raízes vestibulares, e sua prevalência varia de 0,3% a 1,1% para os primeiros molares superiores, e de 0,5% a 3,8% para os segundos molares superiores. Nos primeiros molares inferiores, a prevalência relatada de canais em forma de C variou de 0,1% na China a 1,7% no Brasil, enquanto nos segundos molares inferiores, variou de 1,9% numa população cipriota a 44,0% na China.

Foi relatado que a prevalência da configuração do canal em forma de "C" tem uma influência étnica, sendo mais elevada nas populações asiáticas, como na Coreia e na China. Estudos de diferentes países relataram variações na direção da concavidade em "C" e a prevalência de diferentes configurações do tipo C de Fan.

Outra variação anatómica referida nos molares inferiores é a presença de uma raiz extra mesiovestibular, a radix paramolaris, ou de uma raiz extra distolingual, a radix entomolaris. A radix paramolaris é um achado incomum, com prevalência variável entre os primeiros e segundos molares inferiores, enquanto a radix entomolaris é mais comum, principalmente em primeiros molares inferiores de populações asiáticas.

Relativamente à complexidade da anatomia do canal radicular nos molares superiores com raízes fundidas, apenas alguns estudos de TCFC abordaram a prevalência de diferentes tipos de fusão radicular. Estudos de populações asiáticas relataram que a fusão do Tipo 1 foi a mais comum nos primeiros molares superiores, enquanto a fusão do Tipo II foi a mais prevalente nos segundos molares superiores em todos os estudos.

Tomografia microcomputada (Micro-CT)

Micro-CT, desenvolvido uma década depois do scanner de TC por Elliott e Dover. O termo "micro" neste novo dispositivo foi utilizado para indicar que o tamanho dos píxeis das secções transversais era da ordem dos micrómetros. Inicialmente utilizada para modelar objectos mais pequenos, como a concha de um caracol, a microCT utiliza raios X para criar secções transversais de um objeto 3D, reconstruindo um modelo virtual sem danificar o original. Ao contrário das imagens digitais tradicionais compostas por pixéis, as imagens de cortes de TC são compostas por voxels (elementos de volume). Os scanners de micro-CT optimizam a obtenção de imagens através de raios X de maior energia, pontos focais mais pequenos, detectores mais finos e tempos de exposição mais longos.

Apesar da sua importância na endodontia para o estudo pormenorizado da anatomia do canal, a micro-CT não é adequada para utilização clínica devido a procedimentos morosos, equipamento dispendioso e complexidade técnica. No entanto, oferece uma avaliação não destrutiva, exacta e reprodutível dos sistemas de canais radiculares em duas e três dimensões. Embora a técnica exija conhecimentos especializados e software dedicado, a compreensão dos seus princípios básicos aumenta a sua utilidade no ensino e na investigação em endodontia.

Aquisição de imagens Micro-CT

Um scanner de micro-CT típico inclui uma fonte de raios X de microfoco, uma plataforma de rotação de amostras motorizada de alta precisão, uma matriz de deteção, mecanismos de controlo do sistema e recursos de software informático para reconstrução, visualização e análise. Para estudar a anatomia do canal radicular, a fonte de raios X emite radiação através de um dente ligado à fase de amostragem, enquanto uma matriz de deteção regista as intensidades atenuadas do feixe de raios X à medida que o objeto roda. Este processo envolve a recolha de dados de projeção do dente a partir de vários ângulos. (fig. 1)

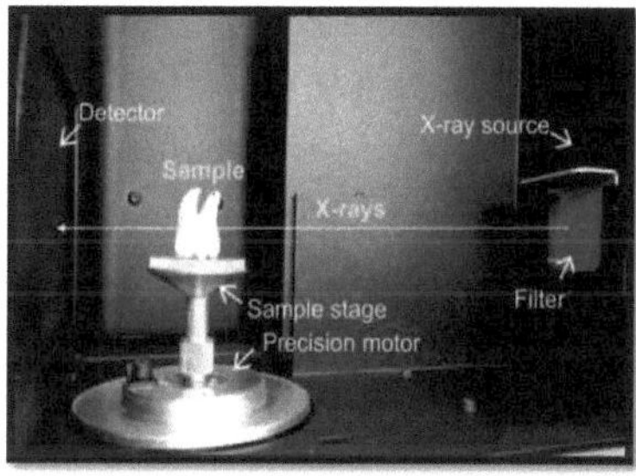

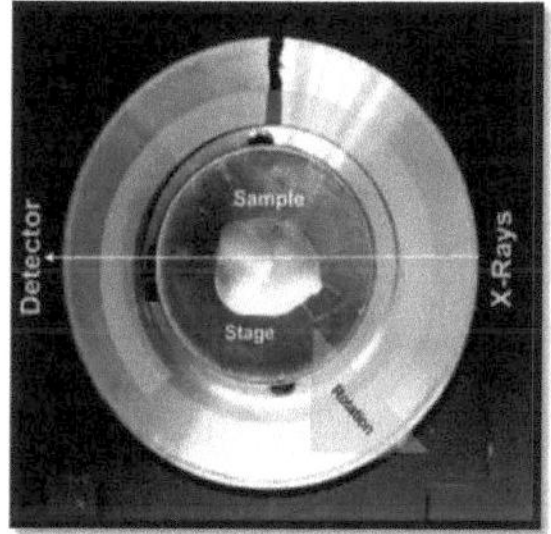

Fig 1 (**a**) Câmara interna do dispositivo de micro-CT SkyScan 1174v2 (Bruker microCT, Kontich, Bélgica), mostrando os componentes básicos do sistema. (**b**) Vista superior da amostra fixada na plataforma de amostras, mostrando a direção de rotação (seta) durante o processo de aquisição de imagens

O funcionamento do scanner, incluindo a exposição aos raios X, filtros, correção do campo plano, resolução, parâmetros de rotação e recolha de dados, é controlado por software dedicado. Após o registo das imagens de raios X, os dados de projeção são utilizados para a reconstrução através de algoritmos que calculam uma imagem tridimensional da anatomia interna do dente com base nas imagens de projeção 2D. Posteriormente, as imagens volumétricas são submetidas à segmentação da imagem, um processo de atribuição de rótulos aos pixels com base na densidade do objeto, para remover estruturas indesejadas e simplificar a representação para análise.

A segmentação da imagem considera as diferentes radiodensidades do esmalte, dentina e canal radicular para distinguir as estruturas. Os segmentos resultantes cobrem toda a imagem e podem ser utilizados para criar modelos 3D através de algoritmos de interpolação. Estes modelos podem então ser visualizados e analisados utilizando software especializado.

Artefactos de Micro-CT

Considerando que os princípios de exposição para a aquisição de imagens de micro-CT são os mesmos que para a CBCT, os aspectos gerais envolvidos nos processos de aquisição e reconstrução de imagens produzirão artefactos semelhantes, como explicado anteriormente.

Método Micro-CT na Avaliação da Anatomia das Raízes e dos Canais Radiculares dos Dentes A tecnologia Micro-CT revolucionou a investigação endodôntica ao oferecer uma visão detalhada da anatomia dos canais radiculares. Treze anos após o seu desenvolvimento, Nielsen et al. avaliaram a sua fiabilidade na reconstrução da anatomia externa e interna dos primeiros molares superiores, demonstrando o seu potencial como ferramenta avançada de investigação e educação. Os avanços subsequentes nos scanners de micro-CT melhoraram a velocidade de recolha de dados, a resolução e a qualidade da imagem, aumentando a precisão e permitindo o estudo interativo da morfologia dentária.

Os primeiros estudos, como o de Dowker et al., demonstraram a viabilidade da micro-CT na avaliação das caraterísticas do canal radicular antes e depois das fases de tratamento. Bjorndal et al. foram pioneiros na análise quantitativa da anatomia do canal radicular, correlacionando a forma do canal radicular com as superfícies radiculares correspondentes, utilizando a micro-CT. Peters et al. exploraram ainda mais o potencial da micro-CT, detalhando a geometria do canal radicular em molares superiores através de vários parâmetros quantitativos.

Em comparação com os métodos convencionais, a tecnologia de micro-CT permite uma análise morfológica abrangente, medindo parâmetros como a área, o diâmetro e o perímetro em centenas ou milhares de cortes em simultâneo. Os algoritmos facilitam as descrições matemáticas das aparências transversais utilizando parâmetros como o fator de forma e a circularidade, oferecendo uma visão objetiva das formas dos canais radiculares e dos forames acessórios.

Além disso, a análise 3D com algoritmos de micro-CT permite o cálculo do volume, da área de superfície e do índice do modelo de estrutura (SMI). O SMI descreve a geometria 3D dos canais radiculares e ajuda a avaliar as discrepâncias entre os terços dos canais radiculares, o que é crucial para o planeamento do tratamento e a previsão dos resultados. De um modo geral, a tecnologia de micro-CT fez avançar significativamente a compreensão da anatomia dos canais radiculares e as suas implicações para o tratamento endodôntico.

Panorama da literatura

Os estudos de microtomografia computadorizada (Micro-CT) investigaram diversas variações anatómicas presentes em grupos específicos de dentes, oferecendo uma visão detalhada da anatomia do canal radicular. Algumas das variações notáveis estudadas incluem:

1. Segundo canal na raiz mesiovestibular dos primeiros molares superiores.
2. Pré-molares e molares mandibulares com três raízes.
3. Segundos molares superiores com quatro raízes.
4. Caninos e pré-molares mandibulares com duas raízes.
5. Canais em forma de C em pré-molares e molares inferiores.
6. Sulcos radiculares.
7. Istmos.
8. Configuração anatómica dos incisivos mandibulares convencionais, caninos e primeiros pré-molares, bem como dos molares superiores.

A tecnologia de micro-CT, com a sua alta resolução, permite a avaliação detalhada de caraterísticas anatómicas específicas dentro de grupos de dentes. Isso contrasta com os estudos de TCFC, que normalmente se concentram em informações epidemiológicas sobre o número de raízes e configurações de canais em todos os grupos de dentes de uma população.

As tabelas que resumem os dados extraídos de artigos que utilizam a tecnologia de micro-CT para avaliar a anatomia do canal radicular fornecem informações valiosas sobre os detalhes intrincados da morfologia do dente e das configurações do canal.

Dentes anteriores

A tecnologia de micro-CT tem sido aplicada com menos frequência ao estudo dos dentes anteriores em comparação com os dentes posteriores, mas, ainda assim, surgiram algumas descobertas notáveis. Gu et al. investigaram incisivos laterais superiores com sulcos radiculares, uma caraterística anatómica pouco comum mas significativa. Eles descobriram que essa variação morfológica estava mais frequentemente presente na porção distal da superfície da raiz palatina.

Almeida et al. e Leoni et al. examinaram a configuração do canal radicular de incisivos mandibulares usando micro-CT. Os seus achados corroboraram os resultados dos estudos de TCFC, revelando uma elevada percentagem combinada dos tipos I e III de Vertucci. Os canais acessórios estavam predominantemente localizados no terço apical, embora a sua frequência fosse relativamente baixa.

Versiani et al. avaliaram vários aspectos morfológicos do sistema de canais radiculares de caninos mandibulares com uma e duas raízes. Nos caninos birradiculares, observou-se bifurcação nos terços médio e apical, e raízes em forma de S foram encontradas em 21% dos espécimes. Os caninos unirradiculares apresentaram variações na configuração bidimensional do canal radicular ao longo da raiz.

Embora os estudos de micro-CT sobre os dentes anteriores possam ser em menor número em comparação com os que incidem sobre os dentes posteriores, fornecem informações valiosas sobre a anatomia intrincada e as variações dentro destes grupos de dentes.

Dentes pré-molares

A anatomia da raiz e do canal radicular dos pré-molares maxilares e mandibulares tem sido extensivamente estudada, revelando vários achados dignos de nota:

Pré-molares superiores:

1. Configurações dos canais dos segundos pré-molares superiores: Elnour et al. verificaram que as configurações mais comuns dos canais dos segundos pré-molares superiores eram os tipos IV e V de Vertucci.
2. Sulcos de Furca em Primeiros Pré-Molares Maxilares: Li et al. relataram uma alta prevalência (85,7%) de sulcos de furca na face palatina da raiz vestibular de primeiros pré-molares superiores bifurcados.

3. Pré-molares superiores com três raízes: Hartmann et al. [187] concluíram que a espessura das paredes dos canais radiculares na porção apical das raízes vestibulares e palatinas poderia ser tão fina quanto 0,40,6 mm, respetivamente, enquanto Marca et al. [158] observaram que a área do canal mesiovestibular era maior do que a do canal distovestibular.
4. Pré-molares superiores contralaterais: Johnsen et al. [188] realizaram uma análise morfométrica do sistema de canais radiculares de pré-molares superiores contralaterais e observaram uma alta similaridade, exceto na área apical.

Pré-molares mandibulares:

1. Sulcos Radiculares e Configuração do Canal em Forma de C: A incidência de sulcos radiculares e a configuração do canal em forma de C nos pré-

molares mandibulares têm sido amplamente estudadas. Esses estudos concluíram que a complexidade da morfologia interna dos pré-molares inferiores pode ser determinada pela severidade dos sulcos radiculares, o que inclui a presença de sistemas de canais múltiplos e complexos, canais acessórios na área de furca, bem como uma alta incidência de configuração de canal em forma de C (66,2%).

2. Vertucci· s Configuração Tipo V: Ordilona-Zapata et al. [192] relataram que o sistema de canais radiculares de pré-molares inferiores com morfologia em forma de C era mais propenso a ter uma configuração Tipo V de Vertucci.
3. Configurações da raiz e do canal radicular: Estudos que avaliaram a configuração da raiz e do canal radicular de pré-molares inferiores mostraram que o Tipo I de Vertucci foi a anatomia mais comum, enquanto a configuração de três raízes foi uma ocorrência incomum
4. Canal Lingual em Primeiros Pré-Molares Mandibulares: Li et al. avaliaram os aspectos anatómicos do canal lingual nos primeiros pré-molares inferiores com a configuração Tipo V de Vertucci e concluíram que este canal se separa do canal vestibular principal principalmente no terço médio com uma curvatura abrupta.
5. Pré-molares mandibulares contralaterais: Johnsen et al. observaram diferenças entre pré-molares mandibulares contralaterais, recomendando cautela ao usar esses dentes para estudos de pesquisa em endodontia.

Estes estudos fornecem informações valiosas sobre a anatomia intrincada e as variações nos pré-molares maxilares e mandibulares, melhorando a nossa compreensão dos seus sistemas de canais radiculares e morfologia.

Dentes Molares Maxilares

Os estudos de microtomografia computorizada dos primeiros molares superiores forneceram informações valiosas sobre a sua morfologia interna e externa, com especial incidência na raiz mesiovestibular:

A raiz mesiovestibular dos primeiros molares superiores apresenta tipicamente uma curvatura pronunciada e contém frequentemente múltiplos canais, comunicações intercanais e vários portais de saída. Estudos relataram estas caraterísticas em frequências superiores a 70%, indicando um sistema complexo de canais radiculares dentro desta raiz. No entanto, em alguns estudos, um único sistema de canais na raiz mesiovestibular foi observado em até 45% das amostras.

Em contraste, as raízes distobucais e palatinas apresentam geralmente uma curvatura ligeira a moderada e contêm normalmente um único canal com um forame principal numa frequência elevada, atingindo mais de 97%. A raiz palatina apresenta frequentemente uma secção transversal ovalada com canais laterais, carece de uma constrição apical definida e tem tipicamente um forame excêntrico.

Relativamente aos segundos molares superiores:
Os segundos molares superiores com raízes fundidas foram estudados, revelando configurações complexas de canais radiculares, istmos, ramificações apicais e uma frequência notável de configurações em forma de C.

Segundos Molares Maxilares com Quatro Raízes - Estudos demonstraram que, com exceção da raiz mesiovestibular, todas as outras três raízes dos segundos molares maxilares com quatro raízes têm tipicamente um único sistema de canais radiculares.

Além disso, alguns estudos compararam a precisão da radiografia e da TCFC na deteção da presença/ausência de um segundo canal radicular na raiz mesiovestibular dos molares superiores, utilizando a micro-CT como padrão de ouro. Verificou-se que a deteção do segundo canal era mais elevada para a micro-CT e a CBCT em comparação com outras ferramentas de diagnóstico, destacando a precisão superior destas modalidades de imagem.

Dentes Molares Mandibulares
Os estudos de microtomografia computorizada em molares mandibulares aprofundaram os pormenores intrincados da configuração da raiz e da morfologia do canal, fornecendo informações significativas sobre os seguintes aspectos:

Primeiros molares inferiores:

- Configurações dos canais: Os tipos V e I de Vertucci foram comumente observados nas raízes mesial e distal, respetivamente.
- Número de canais radiculares: Foram registadas percentagens elevadas de três e quatro canais radiculares nos primeiros molares inferiores.
- Morfologia do canal: Os canais mesiais exibiram uma curvatura mais severa no terço apical, enquanto que os istmos foram prevalentes em ambos os primeiros e segundos molares inferiores.
- Canal mesial médio: A incidência de um terceiro canal radicular, denominado canal mesial médio, foi notável, sendo a configuração confluente a mais comum.
- Raiz distal: Um único canal de formato oval foi o mais prevalente, embora também tenham sido observadas configurações de múltiplos canais.

2. **Segundos Molares Mandibulares:**
    - Morfologia do canal em forma de C: Os canais em forma de C foram extensivamente estudados, revelando um sistema de canais complexo com várias configurações.
    - Classificação dos canais em forma de C: Os autores propuseram sistemas de classificação para canais em forma de C com base na aparência axial, distinguindo entre configurações do tipo C1, C2 e C3.
    - Variabilidade ao longo do comprimento da raiz: Os canais em forma de C variavam frequentemente ao longo do comprimento da raiz, desafiando as previsões baseadas na morfologia da coroa ou na aparência radiográfica.
    - Complexidade do sistema de canais: Os segundos molares inferiores com canais em forma de C exibiram uma anatomia complexa, incluindo um fundo profundo da câmara pulpar, canais acessórios, istmos e forames múltiplos.

Em geral, os estudos de micro-CT destacaram a natureza diversa e intrincada da anatomia do canal radicular nos molares mandibulares, enfatizando a necessidade de uma compreensão completa e de uma consideração cuidadosa no planeamento e nos procedimentos do tratamento endodôntico.

Influência do envelhecimento na configuração do sistema de canais radiculares

A anatomia do canal radicular sofre alterações ao longo do tempo devido a eventos fisiológicos ou patológicos. O envelhecimento fisiológico natural leva a modificações na morfologia do sistema de canais radiculares à medida que a dentina secundária é depositada, um processo iniciado após a erupção e a oclusão do dente. Consequentemente, os pacientes jovens apresentam tipicamente canais únicos e câmaras pulpares de grandes dimensões, enquanto os pacientes mais velhos tendem a ter canais radiculares mais definidos e estreitos. Os factores patológicos ou iatrogénicos, como o trauma oclusal, a doença periodontal, as lesões cariosas ou os procedimentos de restauração profunda, também podem influenciar a deposição de dentina.

Os estudos de Gani et al. abordaram as alterações na raiz mesial dos primeiros molares inferiores e verificaram que, nas crianças (com menos de 13 anos), os canais radiculares são normalmente únicos, grandes e de forma triangular, enquanto nos adultos jovens (20-39 anos), os canais radiculares tornam-se mais complexos devido à calcificação e à deposição de dentina. Nos adultos mais velhos (mais de 40 anos), os canais tornam-se ainda mais definidos e estreitos. Outros estudos avaliaram clinicamente a identificação de canais radiculares mesiais médios em molares inferiores e o segundo canal radicular mesio-bucal (MB2) em primeiros molares superiores, sugerindo que estes canais radiculares extra eram mais prováveis de serem encontrados em pacientes mais jovens.

A tecnologia de imagens de TCFC tem sido utilizada na literatura para investigar in vivo as alterações morfológicas do canal radicular devido ao envelhecimento. Em geral, os resultados não mostraram diferenças significativas entre os grupos de dentes anteriores maxilares e mandibulares em relação à idade, embora existam informações contraditórias. Enquanto nos dentes anteriores mandibulares a maioria dos estudos relatou uma menor prevalência de canais múltiplos em pacientes mais velhos, nos pré-molares maxilares e mandibulares, bem como nos molares mandibulares, observou-se uma diminuição progressiva da configuração Tipo I de Vertucci com a idade. A prevalência do canal MB2 nos primeiros e segundos molares superiores também foi avaliada, sendo que a maioria dos estudos relatou uma baixa prevalência desse canal radicular em pacientes idosos.

Capítulo 8: Anatomia do canal radicular dos dentes maxilares

A importância da anatomia do canal foi enfatizada por estudos que demonstraram que as variações na geometria do canal antes dos procedimentos de limpeza, moldagem e obturação tiveram um efeito maior no resultado do que as próprias técnicas.

Em 1907, Guido Fischer encheu cerca de 700 dentes com uma solução de colódio e mostrou a natureza complexa e imprevisível da anatomia do canal radicular. Ele cunhou o termo amplamente utilizado "kanal system" (sistema de canais radiculares em inglês). O espaço do canal radicular é muitas vezes intrincado, com canais que se dividem e voltam a unir-se, istmos, barbatanas, anastomoses, canais acessórios e deltas apicais. Por isso, o sistema de canais radiculares é melhor entendido como um sistema complexo, demonstrado por vários autores.

Incisivos centrais maxilares

O incisivo central maxilar é normalmente um sistema de raiz única e de canal único. O comprimento total é de 23,5 mm, com um comprimento médio da raiz de 13 mm. O canal lateral e o delta apical encontram-se normalmente no terço médio e apical da raiz. O diâmetro médio do forame principal é de 0,3 mm, enquanto o forame acessório é de 0,2 mm. Aproximadamente 12% dos incisivos centrais apresentavam forame acessório.

Vários casos documentam a presença de dentes anteriores maxilares com raiz única e dois canais, ou anteriores maxilares com raiz dupla, com coroa clínica normal. As raízes acessórias e os canais radiculares nos dentes anteriores superiores podem ocorrer de forma mesio-distal (Berbert et al. 1976). A configuração do canal radicular tipo IV (2-2) (Vertucci 2005) é a variação anatómica acessória mais comum relatada em dentes anteriores superiores com uma ou duas raízes. Outras configurações, como o tipo (2-1) e o tipo (1-2), também foram relatadas

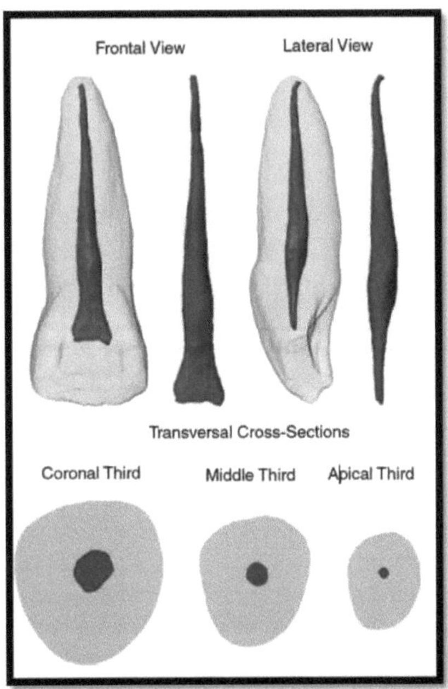

Fig 1 Diferentes vistas da anatomia interna de um incisivo central maxilar representativo

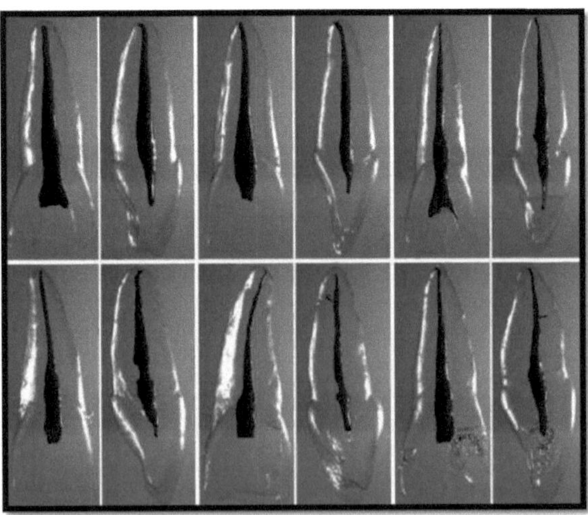

Fig 2 Modelos 3D representando a anatomia interna dos incisivos centrais superiores

Incisivos laterais do maxilar

A câmara pulpar do incisivo lateral superior pode ser a maior da boca, apesar da sua grande semelhança em termos de função e coroa com o incisivo central. O tronco radicular do incisivo lateral é mais pequeno do que o do incisivo central, terminando frequentemente em curva para distal ou lingual. O forame apical é geralmente deslocado para distal. De acordo com pecora e cruz filho este dente apresenta frequentemente anomalias anatómicas que resultam em desafios de diagnóstico e tratamento. Muitas vezes manifestam-se clinicamente como geminação, fusão, concrescência ou dens invaginatus (Indra et al. 2006), os incisivos laterais superiores são os mais afectados no caso de dens invaginatus e estão normalmente associados a sistemas complexos de canais radiculares (Hu "lsmann 1997).

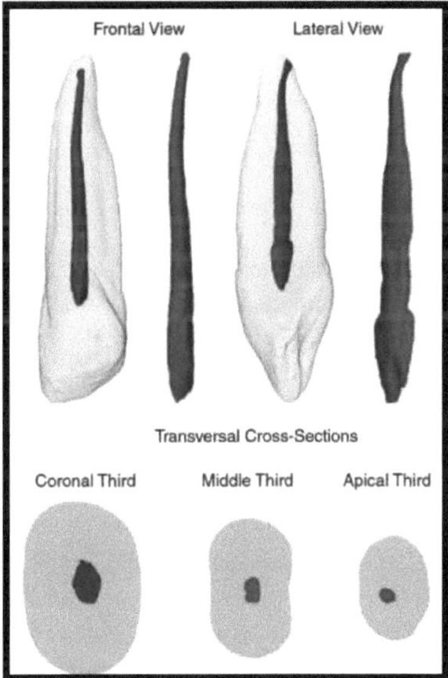

Fig 3 Diferentes vistas da anatomia interna de um incisivo lateral maxilar representativo

Caninos Maxilares

Os caninos superiores são os dentes mais longos da boca, com coroas que são geralmente tão longas quanto as dos incisivos centrais superiores. Além disso, as raízes individuais desses dentes são mais longas do que as de qualquer outro dente. Como resultado, o canino superior tem a maior dimensão de raiz vestibulolingual de qualquer dente na boca. Vale ressaltar que a dimensão da câmara pulpar desse dente também pode ser a maior da boca, já que a cavidade pulpar acompanha de perto o contorno do dente. A análise da direção da curvatura mostrou que os canais estavam orientados em todas as direcções.

Degree	Direction				Total	%
	B	L	M	D		
> 30	0	0	2	0	2	0.8
20–29	1	0	1	0	2	0.8
10–19	6	3	5	5	19	7.6
0–9					227	90.8
Total	7	3	8	5	250	
%	30.4	13.0	34.8	21.7		

Fig 4 Grau e direção da curvatura do canal radicular principal (canino maxilar)

Primeiros pré-molares superiores

Os pré-molares são assim chamados porque se situam à frente dos molares na dentição permanente. O primeiro pré-molar superior é composto por duas cúspides - uma vestibular e uma lingual - bem definidas. A cúspide vestibular é normalmente cerca de 1 mm mais comprida do que a cúspide lingual, o que faz com que o corno pulpar se estenda mais incisalmente sob a cúspide vestibular do que sob a cúspide lingual. O primeiro pré-molar superior pode ter duas raízes bem desenvolvidas, duas projecções radiculares que não estão totalmente separadas, ou uma raiz larga. Embora a maioria dos primeiros pré-molares superiores tenha dois canais radiculares, uma pequena percentagem de dentes pode ter três raízes que, por vezes, não são detectáveis radiograficamente. O assoalho da câmara pulpar está situado abaixo do nível cervical em todas as variações encontradas nesse grupo de dentes.

TABLE 1. Classification of root canal forms of maxillary first premolars

Type*	Single Root (%)	Two-Rooted (%)	Three-Rooted (%)	Total
One canal at apex				9.66
Type I (1)	8.66	—	—	
Type II (2-1)	1.00	—	—	
Type III (1-2-1)	—	—	—	
Two canals at apex				88.64
Type IV (2)	16	55.33	—	
Type V (1-2)†	6.33	5.66	—	
Type V (1-2)‡	2.66	—	—	
Type VI (2-1-2)	2.33	—	—	
Type VII (1-2-1-2)	0.33	—	—	
Three canals at apex				1.66
Type VIII (3)	—	—	1.33	
Type IX (2-3)	—	033	—	
Total	37.31	61.32	1.33	

* Notation in parentheses shows root canal numbers from the crown to the apex.
† Division occurs in the middle third.
‡ Division occurs in the apical third.

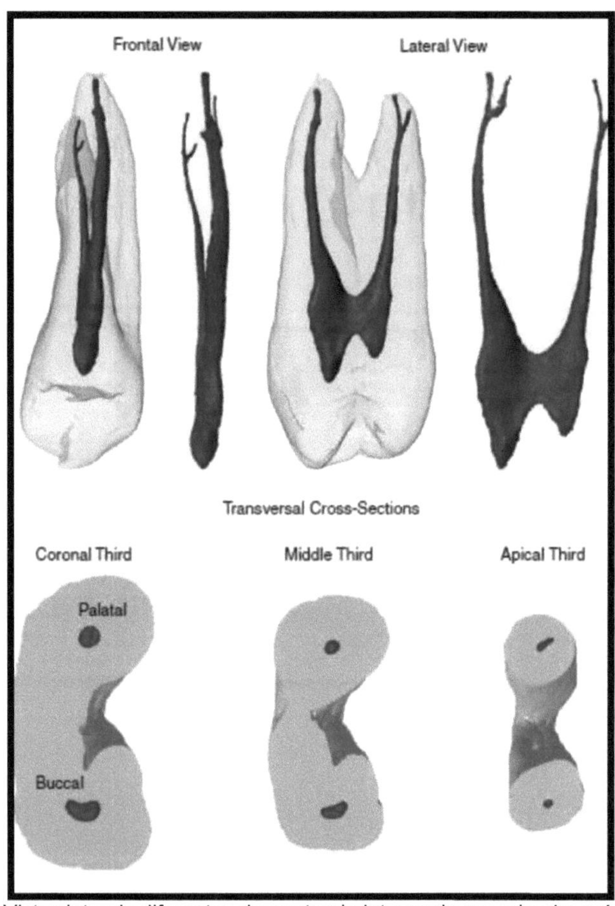

Fig 5 Vistas laterais diferentes da anatomia interna de um primeiro pré-molar superior representativo

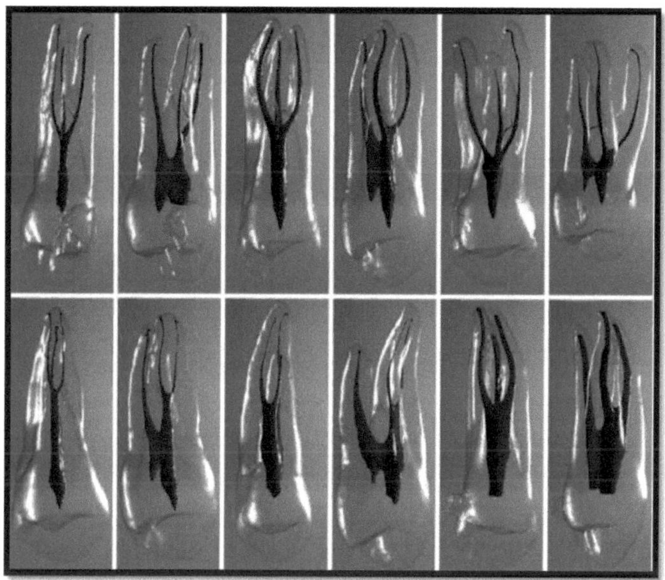

Fig 6 Modelos 3D representando a anatomia interna dos pré-molares superiores com três raízes

Segundos pré-molares superiores

O segundo pré-molar superior é semelhante ao primeiro pré-molar superior e serve como seu complemento em termos de função. Assemelha-se muito ao primeiro, mas é geralmente mais pequeno em tamanho e pode variar em dimensões de cervico-oclusal a mesiodistal. A raiz do segundo pré-molar é tipicamente tão longa ou ligeiramente mais longa do que a do primeiro pré-molar. Enquanto a maioria dos segundos pré-molares superiores tem uma raiz e um canal, alguns podem ter duas raízes ou uma única raiz com dois canais. A cavidade pulpar pode ter cornos pulpares bem desenvolvidos, embotados ou inexistentes. A câmara pulpar e o canal radicular são geralmente largos na face vestibulolingual dos dentes com canais únicos.

Table 2. Classification of root canal forms of maxillary second premolars

Type*	Single Root (%)	Two-Rooted (%)	Three-Rooted (%)	Total
One canal at apex				54.99
Type I (1)	48.66	—	—	
Type II (2-1)	6.33	—	—	
Type III (1-2-1)	—	—	—	
Two canals at apex				44.31
Type IV (2)	9.33	28.66	—	
Type V (1-2)†	3.00	1.00	—	
Type V (1-2)‡	1.66	—	—	
Type VI (2-1-2)	0.66	—	—	
Type VII (1-2-1-2)	—	—	—	
Three canals at apex				0.66
Type VIII (3)	—	—	0.66	
Total	69.64	29.66	0.66	

* Notation in parentheses shows root canal numbers from the crown to the apex.
† Division occurs in the middle third.
‡ Division occurs in the apical third.

Primeiros molares superiores

O primeiro molar superior é o dente permanente mais precoce que aparece na cavidade oral, o que o torna vulnerável à cárie e aumenta a necessidade de tratamento endodôntico. Possui três raízes [mesiovestibular (MB), distovestibular (DB) e palatina (P)] com quatro canais. Apesar disso, em algumas populações foram observadas essas variações: uma, duas ou quatro raízes no primeiro molar superior. A fusão radicular desse dente foi observada em cerca de 0,9-3%.

O sistema de canais radiculares do primeiro molar superior é complexo e tem muitas variações entre as raças; devido a isso, tem a maior taxa de insucesso endodôntico. A raiz palatina é a mais longa e tem o maior diâmetro; na maioria dos casos, contém um canal redondo desde o orifício da câmara pulpar até o ápice. A presença de dois ou três canais nessa raiz foi relatada em algumas populações, como na Índia, onde dois canais foram encontrados em 5%. A raiz distobucal é cónica e tem um canal na maioria dos casos. A presença do segundo canal distobucal (DB2) foi documentada e sua prevalência variou de 0,5 a 9,5%.

A morfologia mais comum do canal radicular das raízes palatinas e distobucais é do tipo I (1 - 1). A raiz mesiovestibular contém dois canais (MB1, MB2) com uma forma de fita tipo I de Kim et al. O MB2 é um dos mistérios da endodontia.

O seu orifício está localizado mesialmente ou no sulco pulpar entre o canal mesiovestibular principal e o canal palatino, a 3,5 mm palatalmente e 2 mm mesialmente do canal mesiovestibular principal. O sistema de canais radiculares da raiz mesiovestibular apresenta variações significativas entre as populações. A configuração de canal mais comum é o tipo I (1-1), seguido pelo tipo II (2-1) e depois pelo tipo IV (2-2) de Vertucci. A configuração mais comum do canal radicular dos primeiros molares superiores com uma e quatro raízes é do tipo 1 (um canal).

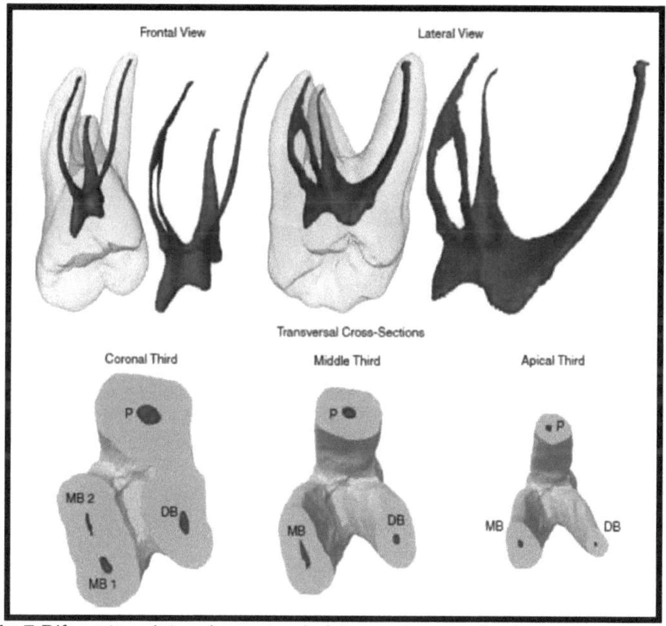

Fig 7 Diferentes vistas da anatomia interna de um primeiro molar superior representativo

Segundo molar superior

O segundo molar superior é mais pequeno e mais curto do que o primeiro molar. Possui três raízes separadas na forma mais comum (MB, DP e P). Este dente pode ter de uma a cinco raízes. Além disso, a fusão das raízes dos segundos molares superiores é observada de 5,90 a 42,25%. A fusão da raiz palatina com a raiz mesiovestibular é a forma mais prevalente, seguida pela fusão das raízes vestibulares, e a forma menos difundida é a fusão das três raízes. A MB2 está localizada principalmente a 1 mm do orifício do canal mesiovestibular. A configuração do canal radicular do MB é tão complexa que o tipo I (1-1) é comum na raiz do MB, seguido pelo tipo II (2-1). Deve-se prestar atenção à presença de MB2 durante o tratamento endodôntico para evitar o fracasso. A forma do canal radicular na raiz MB pode ser em forma de fita quando existem dois canais ou oval quando existe apenas um canal.

Para as raízes DB e P, elas apresentam um canal na maioria dos casos. Dois canais na raiz DB foram observados em alguns estudos, e a prevalência de DB2 varia de 0,6 a 4%. Seu orifício está localizado próximo ao DB1. A configuração mais comum do canal radicular nessas raízes é a do tipo 1 (1-1). A forma do canal radicular destas raízes é maioritariamente redonda.

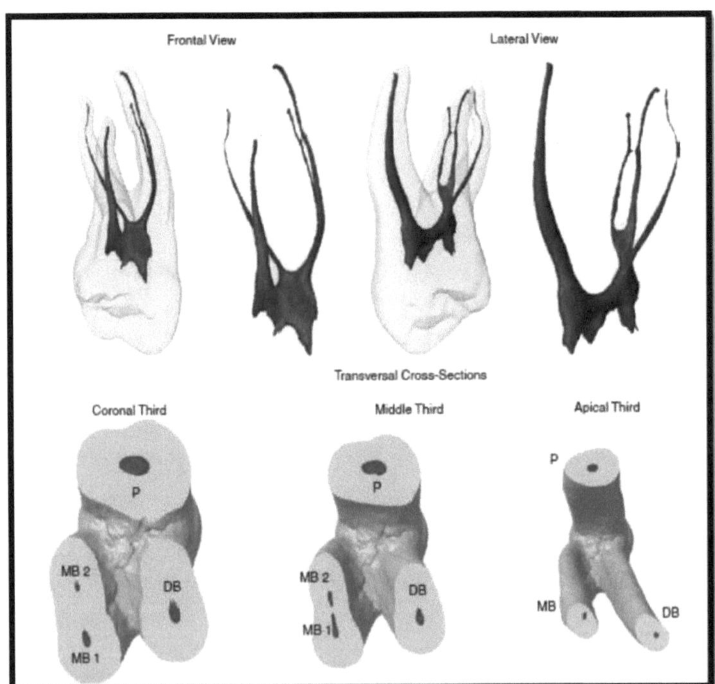

Fig 8 Diferentes vistas da anatomia interna de um segundo molar superior representativo

Capítulo 9: Anatomia do canal radicular dos dentes mandibulares

A anatomia única dos dentes mandibulares requer uma compreensão abrangente da morfologia do canal radicular para navegar através de potenciais complexidades durante os procedimentos endodônticos.

Incisivos mandibulares

Os incisivos centrais inferiores estão situados no centro da mandíbula, com um de cada lado da linha mediana. As suas superfícies mesiais estão em contacto umas com as outras. Os incisivos laterais mandibulares, tanto do lado direito quanto do lado esquerdo, estão posicionados distalmente aos incisivos centrais. Em comparação com os outros dentes, os incisivos inferiores têm dimensões mesiodistais mais pequenas. O incisivo central é ligeiramente mais pequeno do que o incisivo lateral, o que é o oposto da situação na maxila. Estes dentes têm formas semelhantes e superfícies de coroa lisas com poucos vestígios de linhas de desenvolvimento.

O incisivo central inferior é o dente mais pequeno da boca, mas a dimensão vestibulolingual da sua raiz é bastante grande. Normalmente, este dente tem apenas um canal, mas ocasionalmente, dois canais podem ser encontrados. O corno pulpar deste dente é bem desenvolvido. Por outro lado, o incisivo lateral mandibular é geralmente um pouco maior que o incisivo central mandibular em todas as dimensões, e também possui uma câmara pulpar maior. O canal pulpar deste dente pode afunilar gradualmente a partir do ápice ou estreitar-se abruptamente nos últimos 3-4 mm do canal.

Vertucci classificou as morfologias dos canais radiculares dos incisivos inferiores em 1984 (figura 1). Os tipos I e III são as configurações mais frequentes do sistema de canais, sendo que os incisivos laterais apresentam uma maior percentagem de segundos canais. Dois novos tipos de canais radiculares, Tipo 6 e Tipo 7, também foram identificados.

Tipo 6 - Dois canais separados saem da câmara pulpar, um novo canal minúsculo sai do canal lingual no terço médio e chega à linha média, desce até ao terço apical, e todos os canais se fundem e constituem um canal que se junta ao ápice e tem dois canais separados que saem da câmara pulpar.

O tipo 7 tem um único canal que se divide em dois e depois se reúne antes de se dividir novamente e sair como três forames separados.

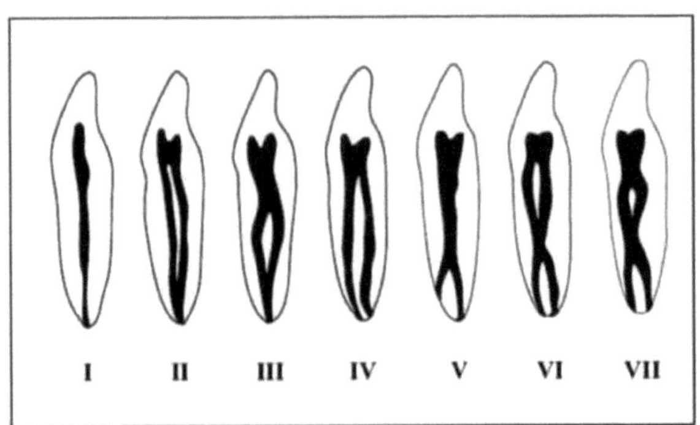

Benjamin e Dowson relataram que a incidência da presença de um segundo canal foi de 41,4%, enquanto a incidência foi de 11,5% no estudo de Madeira e Hetem, 25,7% em Vertucci e 20% em Green. Além disso, foi detectado que dois canais se conectam no terço apical em 37% das vezes e chegam ao ápice como um único canal. Em alguns casos, a obturação de apenas um canal e o selamento do ápice podem parecer suficientes. No entanto, os canais laterais podem causar problemas. É também crucial notar que quando existem dois canais, estes tendem a fundir-se a cerca de 1 a 2 mm do ápice. Se a obturação do canal radicular for mais curta do que este ponto de união e apenas um canal for preenchido, o canal não preenchido pode levar ao fracasso. Por último, se for tentada a ressecção apical enquanto um segundo canal estiver presente, um forame apical tornar-se-á em dois forames separados, o que afecta negativamente o prognóstico. As diversas anatomias observadas nos incisivos, as variações de canal e a importância delas para o tratamento endodôntico são óbvias. A probabilidade de ter um segundo canal, especialmente em incisivos mandibulares, é de 50%.

Caninos Mandibulares

A coroa do canino mandibular é mais estreita de lado a lado do que a do canino maxilar. No entanto, é tipicamente tão longa, e por vezes até mais longa, cerca de 0,5 a 1 milímetro. A raiz do canino mandibular pode ser tão longa como a raiz do canino maxilar, mas normalmente é um pouco mais curta. A cavidade pulpar do canino mandibular também é normalmente um pouco mais curta do que a do canino maxilar.

Por vezes, o canino mandibular tem duas raízes ou, pelo menos, dois canais e, ocasionalmente, a raiz pode dividir-se em duas. Uma vez que a presença de dois canais não é facilmente detetável através de raios X, deve ser confirmada clinicamente. Alguns caninos mandibulares apresentam um súbito estreitamento da cavidade pulpar ao passar da câmara pulpar para a região do canal pulpar. Noutros caninos mandibulares, há um estreitamento abrupto do canal pulpar na zona apical.

De acordo com o presente estudo, as várias configurações de canais nos caninos mandibulares os vários padrões de canais foram Tipo I (79,6%), Tipo II (3,2%), Tipo III (13,6%) e Tipo V (2%) com base na classificação de Vertucci. Além disso, quatro dos caninos inferiores (1,6%) tinham uma configuração de canal (2-1-2-1), que é o Tipo XIX de acordo com a classificação de Sert e Bayirli. Os forames apicais estavam localizados centralmente em 34,4% das amostras e lateralmente em 65,6% das amostras.

Primeiros pré-molares mandibulares

Brescia (1961) relatou que os primeiros pré-molares inferiores tinham o padrão de canal mais variável. O primeiro pré-molar inferior é tipicamente menor do que o segundo, enquanto o oposto é verdadeiro para os pré-molares superiores. A maioria desses dentes possui um único canal, mas também podem estar presentes dois ou três canais. A câmara pulpar é normalmente bastante grande, e a cavidade pulpar pode estreitar-se gradual ou abruptamente à medida que o canal radicular se inicia. A raiz do primeiro pré-molar apresenta frequentemente um sulco de desenvolvimento profundo que está associado a estruturas anatómicas complexas, tais como canais radiculares em forma de C e extra-radiculares.

A forma dos orifícios dos canais era redonda em 38% dos dentes, oval em 44% dos dentes, em forma de fita achatada em 17% dos dentes e em forma de C em 1% dos dentes. Dois orifícios de canal foram observados em 2% dos dentes. Entre os 100 dentes do primeiro pré-molar inferior, 72% tinham um padrão de canal do Tipo I (Fig. 1a), com canais do Tipo II, Tipo III, Tipo IV e Tipo V sendo identificados em 6%, 3%, 10% e 8% dos dentes, respetivamente. Foram observados canais laterais em 4% das amostras e outros 4% das amostras tinham canais acessórios. A comunicação intercanal foi identificada em apenas uma amostra de dente (1%).

Entre os dentes com um único canal no ápice (n = 82), o forame apical estava localizado no ápice da raiz em 83% dos dentes, a 0,5 mm do ápice em 6% dos dentes, a 1 mm do ápice em 9,7% dos dentes e a 2 mm do ápice em 1,2% dos dentes.

Segundos pré-molares mandibulares

O segundo dente pré-molar tem tipicamente três cúspides bem formadas, com uma cúspide grande no lado exterior (vestibular) e duas cúspides mais pequenas no lado interior (lingual). Normalmente tem uma única raiz e um único canal, que pode curvar-se para trás (direção distal). Os cornos pulpares, que são as partes pontiagudas da câmara pulpar, são claramente visíveis. A câmara pulpar e o canal radicular tornam-se gradualmente mais pequenos em direção à ponta da raiz. Ao contrário do primeiro pré-molar, o segundo pré-molar tem uma raiz maior e mais longa, que geralmente não é dividida em dois ramos, embora, em alguns casos, possa haver um sulco profundo no lado externo (vestibular). A classificação mais frequentemente observada para a anatomia do canal radicular dos dentes segundos pré-molares é a do Tipo I de Vertucci e Weine, que é encontrada em até 99,6% dos casos.

Primeiros molares inferiores

O primeiro molar inferior é tipicamente o maior dente do arco mandibular. Possui cinco cúspides bem definidas e duas raízes largas, uma mesial e outra distal, que são bem separadas nos ápices. A secção transversal vestibulolingual do primeiro molar inferior apresenta uma grande câmara pulpar que pode se estender até a formação da raiz. A raiz mesial geralmente tem um sistema de canais radiculares mais complexo devido à existência de dois canais. A raiz distal tem tipicamente um canal grande, mas dois canais estão frequentemente presentes. . O canal MB tinha uma curvatura maior do que o canal ML, era maior na porção apical, seguido pelas regiões coronais, e mais reto no terço médio

Ocasionalmente, está presente um quarto canal que tem a sua raiz separada. A presença de um terceiro canal na raiz mesial de molares inferiores tem sido relatada com uma taxa de incidência de 1 a 15%. Este canal adicional pode ser independente com um forame separado, ou o canal adicional pode ter um forame separado e unir-se apicalmente com o canal mesiovestibular ou mesiolingual. O achado mais frequente foi de dois canais nas raízes mesiais dos primeiros molares inferiores. Diferentes representações de dois canais têm sido relatadas na literatura. Podem ser dois canais mesiais separados (i.e., tipo IV) ou começar com um único canal e depois dividir-se em dois canais (tipo V de Vertucci). Várias publicações descreveram esta variante anatómica como canal mesio-central, terceiro canal mesial, canal intermédio, canal acessório mesial e canal mesial médio (CMM). Ao longo do seu trajeto, é provável que o CMM esteja mais próximo dos canais mesiais linguais do que dos canais mesiais vestibulares

Segundos molares inferiores

O segundo molar inferior tem tipicamente quatro cúspides, duas na superfície vestibular e duas na superfície lingual, que são quase igualmente desenvolvidas. O dente tem duas raízes bem definidas, uma na face mesial e outra na face distal. Estas raízes são largas da face vestibular para a face lingual, mas não tão largas como as do primeiro molar, e não estão tão afastadas uma da outra. A câmara pulpar e os canais pulpares na secção vestibulolingual do segundo molar inferior são normalmente mais complexos e variáveis em comparação com os do primeiro molar inferior. No entanto, estes dentes podem apresentar variações anatómicas graves, como a presença de três canais na raiz mesial, dois canais na raiz distal ou raízes supranumerárias. A configuração em forma de C está entre as variantes anatómicas que podem ser encontradas nos segundos molares, tendo sido descrita pela primeira vez em 1979, por Cooke e Cox, como consequência de uma alteração no desenvolvimento radicular devido à falta de fusão da bainha epitelial radicular de Hertwig do lado vestibular ou lingual. Quando a raiz adicional se localiza numa face disto-lingual é designada por radix entomolaris, e se se localiza na face mesio- vestibular é designada por radix paramolaris. O número de raízes mostrou duas raízes separadas em 85,3% dos casos (Fig. 1), uma raiz única em 12,1% dos casos (Fig. 2), e três raízes ou radix Paramolaris em 2,6% dos casos (Fig. 3). 87,7% dos segundos molares inferiores apresentaram três canais radiculares, 12,1% dois canais radiculares, 2,6% quatro canais radiculares e 1,6% um único canal radicular. 10% dos casos apresentaram um único forame, 75,3% dois forames, 13,6% três forames e apenas 1% apresentou quatro forames. De acordo com a classificação de VertuccKs, a configuração mais frequente dos canais radiculares mesiais no segundo molar inferior foi do tipo II (74,3%), tipo IV (12,1%), tipo I (6,7%) e tipo III (6%). A amostra avaliada na configuração dos canais radiculares distais apresentou 97,2% do tipo I, 0,51% do tipo V e 1,02% do tipo II.

Capítulo 10: Complexidade da anatomia apical

A passagem destaca os desafios associados à previsão da anatomia completa do sistema de canais radiculares na região apical, particularmente com radiografias convencionais ou tomografia computorizada de feixe cónico (CBCT). Salienta que as variações anatómicas, como as ramificações, os canais laterais e as variações topográficas finas, são difíceis de prever utilizando técnicas de imagiologia padrão. Além disso, factores como a infeção, a inflamação, a reabsorção e a calcificação complicam ainda mais a anatomia do canal radicular.

Dois factores primários que influenciam o sucesso do tratamento endodôntico são a complexidade da anatomia do canal radicular no terço apical e as condições histológicas e microbiológicas pré-operatórias do tecido pulpar. A inflamação causada por vários factores, como a cárie, o trauma ou a doença periodontal, pode alterar significativamente a morfologia da dentina apical e do cemento. Estas alterações morfológicas podem afetar a eficácia dos procedimentos de instrumentação e obturação do canal radicular.

O canal radicular geralmente se estreita em direção ao ápice e depois se expande para formar o forame apical. Esta passagem desenvolve a anatomia da região apical dos canais radiculares, focando a constrição apical e a variabilidade da localização do forame apical em relação ao ápice da raiz.

Constrição apical: Refere-se à parte mais estreita do canal radicular, que se situa imediatamente antes do forame apical. A distância entre a constrição apical e o forame apical varia tipicamente entre 0,5 e 1 mm.

A configuração de um canal exclusivamente único, sem ramificações, terminando no topo geométrico da raiz é relativamente incomum. Em mais de 60% dos dentes, o forame apical não está posicionado no ápice da raiz. A distância entre o forame apical e o ápice radiográfico varia de 0 a 3 mm. Kuttler observou que a distância média entre o ápice e o forame era de 0,48 mm para indivíduos jovens e 0,6 mm para indivíduos mais velhos. Dummer et al. relataram uma distância média ápice-forame de 0,36 mm para dentes anteriores.

Reconhecimento Radiográfico: A passagem destaca que o forame principal frequentemente termina aquém do ápice da raiz, o que representa um desafio para os endodontistas. Essa condição só pode ser identificada em radiografias quando o forame sai na face mesial ou distal da raiz. A importância da análise da topografia do tecido mineralizado da dentina e do cemento na estrutura apical dos dentes destaca suas implicações para os procedimentos endodônticos.

A camada de cemento que cobre a superfície apical externa estende-se para dentro da abertura foraminal em extensões variáveis na direção coronal, formando a junção cemento-dentina (CDJ). Anteriormente, pensava-se que a CDJ coincidia com o diâmetro mais pequeno, conhecido como "constrição apical". Consequentemente, foi recomendado considerar este ponto como o limite apical para os procedimentos de instrumentação e obturação do canal radicular. No entanto, os exames histológicos revelaram que a CDJ raramente se alinha precisamente com a constrição apical, como mostrado (fig. 1). Secções longitudinais através do canal apical mostram frequentemente que a CDJ pode estar posicionada vários milímetros mais alta numa parede do que na oposta.

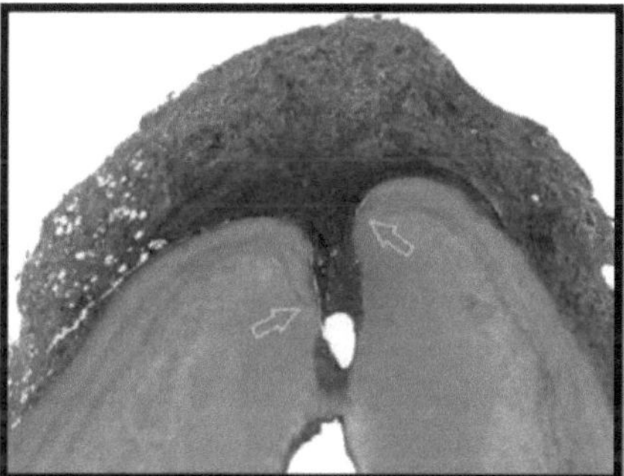

Fig 1 Pré-molar superior com periodontite apical. A CDJ está localizada a diferentes níveis em paredes opostas e não coincide com a constrição apical

Esta discrepância desafia a noção tradicional de que a constrição apical deve servir como o único determinante para o ponto de terminação dos procedimentos de canal radicular. Em vez disso, sugere que confiar apenas na constrição apical pode ignorar a complexidade da região apical e levar a um tratamento incompleto. Por conseguinte, a compreensão das variações anatómicas reais, incluindo a posição da CDJ, é crucial para uma gestão endodôntica eficaz e para os resultados do tratamento.

Também é importante abordar as caraterísticas do tecido mole presente no canal apical. Os odontoblastos estão ausentes na área foraminal em forma de funil. Portanto, no final do canal, o tecido não deve ser chamado de tecido pulpar, pois é indistinguível do ligamento periodontal adjacente. É constituído principalmente por fibroblastos e feixes de colagénio, e é atravessado por numerosos vasos e nervos que entram no espaço pulpar.

Na prática clínica, é comum encontrar situações em que o canal principal no terço apical se divide em múltiplos ramos, cada um terminando na superfície externa da raiz com seu forame distinto. Inúmeros estudos foram realizados para descrever os diversos sistemas de canais e suas anastomoses. Kuttler, em particular, realizou uma análise morfológica minuciosa da região apical da raiz, contribuindo significativamente para a nossa compreensão da anatomia do canal radicular.

No passado, a desobstrução do dente era o método mais utilizado para o estudo da anatomia do canal radicular, para determinar a presença de ramificações do canal principal, bem como a localização e o número de forames. As imagens obtidas por esse método revelaram que a anatomia apical de alguns dentes era muito complexa, com o canal principal se dividindo em duas ou mais ramificações que davam origem a um intrincado sistema (Fig. 2). Esses

As observações levantaram preocupações de que a forma das limas endodônticas pode não corresponder à morfologia do canal apical de um ponto de vista clínico.

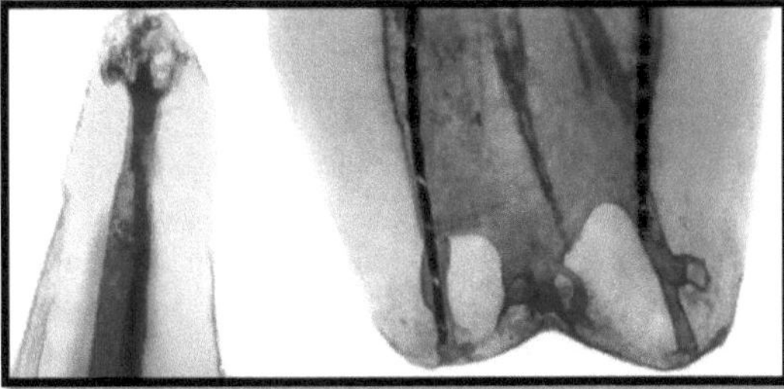

Fig 2 Raízes desobstruídas de dentes cujos canais foram injectados com um corante. (**a**) Canino maxilar. Um delta apical com vários ramos está presente na extremidade apical da raiz. (**b**) Raiz mesial de um primeiro molar inferior mostrando uma anatomia apical muito complexa

Ricucci e Siqueira realizaram um estudo em 493 dentes humanos, utilizando microscopia ótica, e verificaram que cerca de 75% dos dentes apresentavam canais laterais ou ramificações apicais. As ramificações foram mais comuns nos dentes apicais e posteriores. Vertucci relatou que 73,5% dos dentes apresentavam ramificações no terço apical da raiz, enquanto 11% e 15% dos dentes apresentavam ramificações no terço médio e coronal, respetivamente. Xu et al. utilizaram a micro-CT para investigar as caraterísticas morfológicas dos canais laterais nos 3 mm apicais de 204 dentes permanentes, e encontraram canais laterais em 93 segmentos apicais da raiz, com um total de 178 canais laterais. O número de canais laterais por raiz variou de 1 a 7.

Curiosamente, o diâmetro médio das ramificações foi de 67,0 μm, com dados que variaram de 16,7 a 238,4 μm.

É feita uma distinção entre os canais laterais e os deltas apicais. Os canais laterais ramificam-se a partir do canal principal, que continua a ser visível até sair da raiz. Quando um canal radicular se divide em três ou mais ramos perto da ponta da raiz e o canal principal deixa de ser visível, chama-se "delta apical". O delta apical é um sistema complexo de espaço dentro do canal radicular que permite que os vasos sanguíneos e os nervos passem livremente do compartimento periapical para o tecido pulpar.

Gao et al. utilizaram micro-CT e um algoritmo de ajuste de linha central para investigar a frequência e as caraterísticas morfológicas dos deltas apicais em dentes humanos. Eles detectaram um total de 136 deltas apicais, com uma taxa de prevalência de 9,7% (6,3% em dentes anteriores, 8,8% em pré-molares e 15,8% em molares). Também foram identificados 634 ramos do delta apical, variando de 3 a 18. A extensão vertical dos deltas apicais é essencial para se observar do ponto de vista clínico. A distância vertical mediana do início do primeiro ramo delta apical até o ápice foi de 1,87mm (variando de 0,62 a 5,08mm), e 18 dos 136 (13%) tinham mais de 3mm de comprimento. Se 3 mm da estrutura apical forem ressecados durante os procedimentos cirúrgicos, 87% dos casos podem remover os deltas apicais infectados com biofilmes bacterianos. No entanto, os outros 13% dos deltas apicais com extensões verticais mais longas podem abrigar ramificações infectadas. Por conseguinte, recomenda-se a observação da superfície ressecada sob um microscópio cirúrgico com corantes para detetar ramificações remanescentes e, eventualmente, alargar o comprimento da ressecção em conformidade.

A prevalência de deltas apicais em dentes permanentes humanos varia consideravelmente e provavelmente depende das áreas geográficas onde os estudos foram realizados, do tipo de dente e dos métodos analíticos utilizados. Numa população turca, a prevalência de deltas apicais foi de 23,5% nos incisivos laterais inferiores, enquanto que nos incisivos centrais inferiores foi de 9,8% e nos caninos inferiores foi de 7,8%.

Factos Histopatológicos que Afectam a Complexidade Apical

O desenvolvimento de necrose pulpar e colonização bacteriana no canal radicular pode ter um impacto significativo na saúde do sistema de canais apicais, o que pode afetar negativamente o resultado dos tratamentos endodônticos. Seguem-se os passos que ocorrem durante a progressão da degeneração pulpar.

Quando a polpa é exposta devido a uma cárie, geralmente leva a uma inflamação aguda e à formação de áreas necróticas na polpa coronária. As bactérias do biofilme da cárie geralmente invadem e colonizam os compartimentos necróticos do tecido. A progressão da inflamação, necrose e infeção através do tecido pulpar na direção apical é um processo lento. Nas fases iniciais da infeção da polpa dentária, apenas uma pequena área é afetada pela necrose. As bactérias são encontradas no tecido necrótico, rodeadas por leucócitos polimorfonucleares (PMNs). A acumulação de células inflamatórias crónicas rodeia a área com inflamação aguda, enquanto o resto da polpa pode estar saudável e sem danos significativos. Com o passar do tempo, a infeção espalha-se para áreas maiores da polpa, atingindo os orifícios do canal radicular e avançando gradualmente em direção à parte apical do canal radicular.

É importante notar que a periodontite apical pode desenvolver-se mesmo que a polpa inteira não se torne necrótica e a linha da frente da infeção não atinja o forame apical. Alterações inflamatórias precoces podem ser observadas nos tecidos periodontais apicais, mesmo quando a necrose ainda está confinada à câmara pulpar. Em muitos dentes, o alargamento do espaço do ligamento periodontal pode ser discernido radiograficamente nesta fase.

A maior parte do tecido presente nos canais laterais e ramificações apicais é vital e livre de colonização bacteriana (fig. 3). É pouco provável que estas ramificações sejam limpas com os dispositivos e protocolos de instrumentação actuais. Por conseguinte, é aconselhável manter a vitalidade do tecido nestes espaços, uma vez que é vantajoso. Assim, em todos os casos em que se observe tecido vital nos canais radiculares, a instrumentação deve ser efectuada sem a utilização de concentrações elevadas de hipoclorito de sódio, e não devem ser feitas tentativas de forçar materiais de obturação nas ramificações para as preencher, uma vez que isso pode criar uma ferida maior desnecessária.

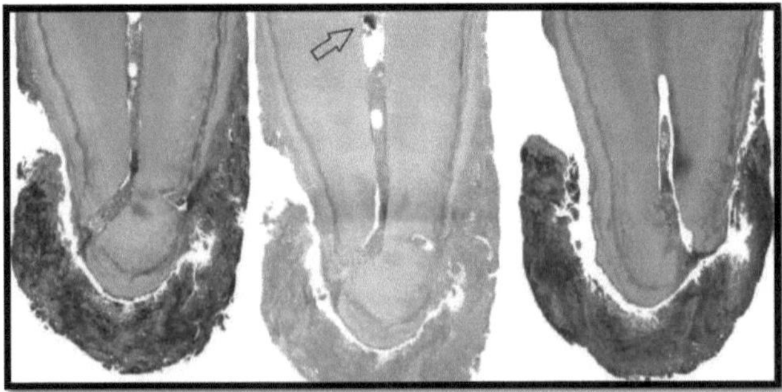

Fig 3 Pré-molar mandibular com o diagnóstico de polpa necrótica, extraído com uma lesão de periodontite apical anexada. (**a**) Secção mostrando que o canal termina no lado esquerdo e uma ramificação está presente no local oposto. O tecido vital está presente no canal apical (**b**) Secção proximal à de (**a**). O tecido vital no canal apical está livre de bactérias. Os biofilmes bacterianos podem ser observados na porção necrótica do canal, localizada mais coronalmente *(seta).* (**c**) Secção tirada a cerca de 50 secções de distância das secções em (**a**, **b**), mostrando um terceiro forame

Nas fases mais avançadas da infeção da polpa dentária, é frequentemente observada uma área distinta de transição entre tecido pulpar necrótico e viável. Esta é caracterizada pelo seguinte gradiente de reacções tecidulares: necrose/infeção, inflamação aguda e inflamação crónica. Nalguns casos em que é observada uma radiolucência periapical, pode ainda ser visto tecido vital, mas inflamado, no canal apical. Um estudo histológico efectuado por Ricucci et al. revelou que cerca de um terço dos espécimes apresentava graus variáveis de inflamação na porção apical do canal, juntamente com tecido vital. Isto pode ser explicado pela inflamação e pela imunologia: à medida que a infeção se move na direção apical, o tecido inflamado também recua. A extensão do tecido inflamado pode diferir de caso para caso, mas não se limita a uma pequena área adjacente à linha da frente da infeção.

Os factores de virulência bacteriana podem causar inflamação para além da área em contacto com as bactérias. A infeção bacteriana mais avançada encontra-se frequentemente numa posição mais coronal no lúmen do canal principal, deixando o tecido conjuntivo inflamado na porção mais apical livre de bactérias. O tecido pulpar apical é resistente à necrose devido ao sistema circulatório presente na região apical do sistema de canais radiculares. No entanto, se não for tratada, a última porção de tecido apical será inevitavelmente afetada por necrose e infeção ao longo do tempo, tornando a desinfeção completa um desafio significativo para os clínicos.

Alterações na estrutura apical como resultado de alterações patológicas

A inflamação ou infeção do tecido pulpar pode provocar dois fenómenos opostos, nomeadamente a reabsorção e a calcificação, que são a perda e a aposição de tecido mineralizado, respetivamente. Os odontoclastos são células responsáveis pela reabsorção dentária. São células gigantes multinucleadas, móveis, formadas pela fusão de células precursoras mononucleares da linhagem monócito-macrófago. A sua morfologia é semelhante à dos osteoclastos. Estas células são atraídas para o local da lesão por produtos bacterianos ou pela libertação de citocinas pró-inflamatórias produzidas pelas células hospedeiras. Os odontoclastos aderem à superfície da raiz, dissolvem o tecido mineralizado, degradam a matriz orgânica e criam depressões de reabsorção sob eles na superfície do dente, chamadas lacunas de Howship.

Lacunas de reabsorção podem ser observadas nas paredes apicais dos canais radiculares de dentes com necrose pulpar parcial, quando o tecido apical ainda é vital. Quando a necrose atinge o canal mais apical, áreas de reabsorção prévia podem ser vistas como irregularidades das paredes, muitas vezes colonizadas por biofilmes bacterianos. Em dentes com periodontite apical, tanto o cemento quanto a dentina podem ser reabsorvidos em graus variados, até o ponto em que a reabsorção pode ser apreciada na radiografia. Os cortes histológicos mostram perda de tecido duro, alargamento da região foraminal e encurtamento da estrutura apical com perda da constrição apical.

Calcificações distróficas também podem ser observadas no terço apical do canal, como cálculos pulpares embutidos nas paredes apicais do canal ou livres no lúmen do canal. Além disso, o cemento pode, por vezes, apresentar uma espessura considerável, numa condição conhecida como hipercementose. Tanto a reabsorção como as calcificações podem interferir com a instrumentação apical adequada, incluindo a dificuldade em estabelecer um comprimento de trabalho adequado e em desbridar/desinfetar o segmento apical do canal.

Limite apical da instrumentação e obturação do canal radicular: Ainda uma questão controversa

Determinar com exatidão o comprimento de um canal radicular é um passo crucial no tratamento do canal radicular. O sucesso do procedimento depende muito do comprimento da preparação do canal e da obturação. No entanto, devido às variações na anatomia normal do dente e às alterações morfológicas causadas pela inflamação ou necrose pulpar, não há consenso sobre o limite apical dos procedimentos endodônticos. Segundo Gluskin, a anatomia do dente é imprevisível, e as posições escolhidas para obturação dos canais radiculares são inconsistentes. Embora Schilder tenha originalmente recomendado o uso do ápice radiográfico como o limite apical prático da instrumentação e obturação endodôntica, essa recomendação vai contra a evidência biológica. Seguir a recomendação de Schilder resulta frequentemente na instrumentação para além do limite do canal radicular, dentro do ligamento periodontal adjacente. Por isso, a maioria das escolas de endodontia ensina a restringir os procedimentos operatórios dentro dos limites do canal radicular, que fica aquém do ápice radiográfico.

Embora haja inconsistências (Fig. 1), muitos ainda consideram a Junção Cemento-Dentina (JCD) como o ponto ideal para finalizar os procedimentos endodônticos. É importante notar que a posição e a anatomia da CDJ podem variar significativamente entre dentes, raízes e paredes de cada canal. No entanto, acredita-se erradamente que este ponto coincide com a constrição apical.

A constrição apical é a parte mais estreita do canal radicular com o diâmetro mais pequeno de fornecimento de sangue. A preparação até este ponto resulta num local de ferida pequeno e em condições óptimas de cicatrização. Muitos autores recomendam terminar os procedimentos endodônticos na constrição apical, independentemente do tipo de tecido presente nas paredes opostas. No entanto, é importante considerar que a constrição apical pode estar ausente em casos de necrose pulpar e lesões de periodontite apical devido à reabsorção apical da raiz de gravidade variável. Nesses casos, devem ser feitos esforços para confinar os procedimentos endodônticos dentro dos limites do canal radicular.

A localização da constrição apical ou do ponto final do espaço do canal radicular nem sempre é fácil utilizando meios clínicos comuns. Um estudo cuidadoso de radiografias devidamente expostas, a sensação tátil e o conhecimento da anatomia apical, complementados com a utilização de um localizador apical eletrónico (EAL), ajudarão o clínico a estabelecer o comprimento de trabalho correto. A introdução do primeiro EAL em 1962, e as duas primeiras gerações de EALs foram consideradas pouco fiáveis quando comparadas com as radiografias, com muitas leituras significativamente mais longas ou mais curtas do que o comprimento de trabalho aceite, especialmente na presença de materiais condutores.

A introdução de frequências múltiplas e do "método do rácio" ajudou a ultrapassar as principais deficiências dos primeiros localizadores apicais. A maioria dos localizadores electrónicos do ápice (EALs) modernos consegue detetar o ponto em que os tecidos do ligamento periodontal começam fora do canal radicular, com mais de 90% de precisão. No entanto, é importante notar que os EALs modernos ainda têm algumas limitações. Nenhuma técnica isolada pode determinar eficazmente o comprimento de trabalho endodôntico.

Quando os procedimentos de tratamento do canal radicular se restringem aos limites do sistema de canais radiculares, perto ou na constrição apical, e a infeção é controlada, observam-se resultados muito bons do ponto de vista da cicatrização da ferida. Na maioria dos casos, o tecido no segmento apical do canal e em contacto com o material de obturação permanece vital e não inflamado. Este cordão de tecido é contínuo com o tecido periodontal, e a sua origem pode ser um tecido que permanece na extremidade apical após a instrumentação ou um tecido periodontal que cresce no canal apical.

O forame apical pode ser estreitado pela deposição de camadas concêntricas de cemento, mas raramente é completamente fechado. Nos casos com tecido vital não infetado nas ramificações, a vitalidade do tecido é mantida pelos vasos que entram a partir da rica rede circulatória presente no ligamento periodontal. O resultado é um tecido conjuntivo saudável com fibroblastos e feixes de colagénio. A situação é diferente em casos com necrose pulpar de longa data, onde a necrose e a colonização bacteriana se estabelecem nas ramificações apicais. A medicação intracanal pode, por vezes, não melhorar significativamente a desinfeção nestas regiões. Os instrumentos e os irrigantes não conseguem alcançar e desinfetar eficazmente estas áreas. Portanto, a disseminação da infeção para as ramificações laterais ou apicais pode resultar em lesões de periodontite apical que são recalcitrantes ao tratamento a curto prazo, com a ocorrência de sintomas persistentes, ou a longo prazo, com lesões que se tornam maiores nos acompanhamentos. Nesses casos, a análise histo-bacteriológica de biópsias constituídas pelo ápice com tecido patológico circundante, obtidas durante procedimentos endodônticos cirúrgicos, demonstrou a presença de bactérias/biofilmes bacterianos, que não foram afetados pelos procedimentos de tratamento do canal radicular. A ideia de que a obturação dos canais laterais e ramificações apicais com guta-percha termicamente amolecida e cimento mataria as bactérias infectantes provou ser falsa.

A complexidade da anatomia apical e o conceito de permeabilidade apical

O conceito de patência apical é um tópico de debate no campo da endodontia. Originalmente, "patência" referia-se à utilização de uma lima K pequena e flexível para se mover passivamente através da constrição apical sem a alargar. O objetivo é evitar a acumulação de detritos na porção muito apical do canal e permitir que os irrigantes antibacterianos penetrem em todo o comprimento do canal. Estudos clínicos demonstraram que a manutenção da patência apical não aumenta a ocorrência de dor pós-operatória e de crises. No entanto, em casos com ramificações apicais ou deltas, é importante notar que uma lima de patência apenas seguirá um dos ramos (o que tem a rota mais reta) e não terá qualquer efeito nos restantes ramos. Os médicos precisam de estar cientes desta limitação.

Capítulo 11 : Sistema de canais radiculares em forma de C

Para alcançar o sucesso na terapia de canais radiculares, é essencial um conhecimento profundo da anatomia do sistema de canais radiculares e das suas variações, bem como um diagnóstico adequado, planeamento do tratamento e conhecimentos clínicos. Uma das variações do sistema de canais radiculares é a configuração do canal em forma de C. O nome deve-se à configuração anatómica da secção transversal em forma de C da raiz e do canal radicular.

Inicialmente, Keith descreveu esta variação anatómica como uma forma de taurodontismo. De acordo com Kato et al., Nakayama e Toda, na sua análise da variante em forma de C em 1941, referiram-se a esta anatomia como um "canal radicular em forma de calha", enquanto Tratman, em 1950, se referiu à morfologia como "forma de redução em ferradura". Cooke e Cox descreveram pela primeira vez esta condição na literatura em 1979. Weine et al. também relataram essa variação.

Muitos estudos examinaram a ocorrência de uma irregularidade anatómica nos segundos molares inferiores. No entanto, estudos recentes e revisões sistemáticas também se concentraram noutros dentes, tais como molares superiores, pré-molares inferiores e até terceiros molares.

A configuração do canal em forma de C apresenta variações tanto no número como na localização do(s) canal(ais), uma vez que o(s) canal(ais) percorre(m) desde o terço coronal até ao terço apical. A complexidade desta configuração de canal representa um desafio em termos de desbridamento e obturação e pode também ter um impacto no sucesso do tratamento a longo prazo. No entanto, o reconhecimento de uma configuração de canal em forma de C antes do tratamento pode facilitar uma gestão eficaz, o que evitará danos irreparáveis que podem colocar o dente em grave risco.

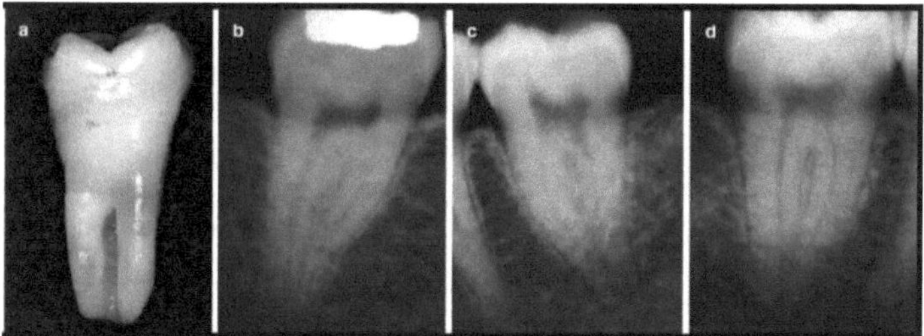

Fig 1 (**a**) Segundo molar inferior com uma raiz e um canal em forma de C. (**b-d**) Três molares mandibulares
segundos molares que aparentam ter raízes/canais em forma de C quando vistos em radiografias bidimensionais

Etiologia

Manning especulou que a anatomia em forma de C com canais separados poderia ser o resultado de alterações da idade devido à deposição de dentina nas paredes do canal. No entanto, esta teoria foi refutada, uma vez que foram observados canais separados em raízes com anatomia em forma de C, mesmo em pacientes com menos de 40 anos de idade. A falha na fusão da bainha epitelial de Hertwig é a explicação mais lúcida para a formação da configuração do canal em forma de C. A falha na fusão da bainha epitelial de Hertwig no lado vestibular resultará na formação de um sulco lingual, e a falha na fusão no lado lingual resultará em um sulco vestibular. Por isso, esta fusão não é uniforme e uma fina fita interradicular liga as duas raízes.

Se a bainha não se fundir nos lados vestibular e lingual, resultará na formação de uma raiz cónica ou em forma de prisma. A fusão é mais provável de ocorrer se a distância entre os canais radiculares for pequena. Anteriormente, a fusão irregular da bainha epitelial de Hertwig era atribuída a traumas, como radiação ou interferência química, mas após a documentação da predileção racial, é mais provável que seja de origem genética. Os canais radiculares destes dentes fundem-se numa morfologia de canal radicular único e contínuo, muito largo, tipo ranhura, que pode assumir a forma de uma letra C.

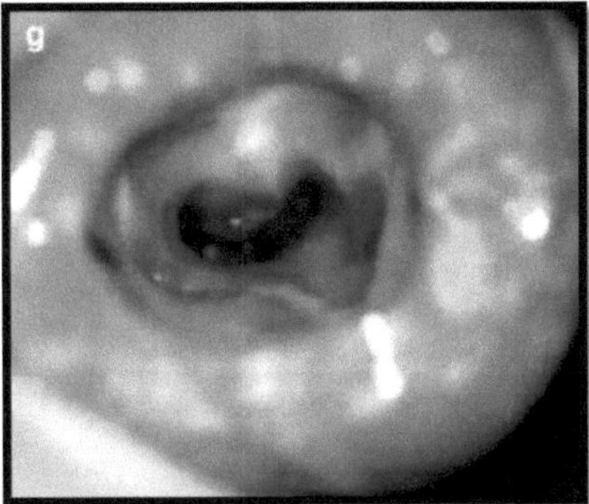

Fig 2 Espaço do canal excêntrico em forma de fita que caracteriza o canal em forma de C

Classificação das morfologias dos canais em forma de C

O termo "morfologia em forma de C" refere-se à forma da secção transversal da raiz e do canal. As raízes em forma de C têm frequentemente um único orifício em forma de fita com um arco de 180° ou mais no pavimento da câmara pulpar. Este orifício pode começar a partir do ângulo da linha mesial-lingual e continuar à volta da vestibular para terminar no aspeto distal da câmara, como se mostra (Fig. 2). A anatomia e a forma do canal radicular em "C" podem apresentar uma ampla gama de variações ao longo do comprimento da raiz, semelhante a um iceberg onde 7/8 da sua anatomia e forma estão escondidos abaixo da superfície da água. Estas variações têm sido historicamente observadas através de secções e, atualmente, através da utilização de micro-CT.

No entanto, a tentativa inicial de classificar este achado anatómico invulgar e as suas irregularidades particulares foi abordada por Melton em 1991 e foi caracterizada da seguinte forma (fig. 3):

- Categoria I: Um canal contínuo em forma de C que flui da câmara pulpar para o ápice delineia um contorno em forma de C sem qualquer separação.
- Categoria II: Um orifício em forma de ponto e vírgula em que a dentina separa o canal principal em forma de C de um canal mesial distinto
- Categoria III: Anatomias com dois ou mais canais discretos e separados com:

(1) Subdivisão I, orifício em forma de C no terço coronal que se divide em dois ou mais canais discretos e separados que se unem apicalmente
(2) Subdivisão II, orifício em forma de C no terço coronal que se divide em dois ou mais canais discretos e separados no meio da raiz até ao ápice
(3) Subdivisão III, orifício em forma de C que se divide em dois ou mais canais discretos e separados no terço coronal.

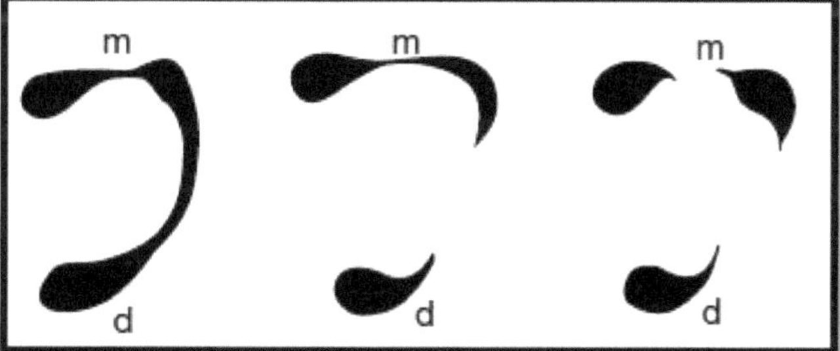

Fig 3 Classificação de Melton dos orifícios do canal em forma de C

Na classificação de Melton, foram escolhidos apenas três níveis arbitrários de secção, abandonando a informação sobre como a anatomia do canal pode mudar do orifício para o ápice.

Este sistema foi atualizado utilizando secções de micro-CT, resultando em modificações à classificação de Melton por Fan et al. com novas informações anatómicas que são as seguintes (fig. 4)

- Categoria I: A forma do canal era um "C" interrompido, sem separação ou divisão.
- Categoria II: A forma do canal assemelhava-se a um ponto e vírgula resultante da descontinuidade do contorno do "C"; no entanto, qualquer dos ângulos criados não deve ser inferior a 60°.
- Categoria III: Estavam presentes dois ou três canais separados e ambos os ângulos criados eram inferiores a 60°.
- Categoria IV: Apenas um canal redondo ou oval estava presente nessa secção transversal.

- Categoria V: Nesta variante, não foi possível observar o lúmen do canal (normalmente visto apenas perto do ápice).

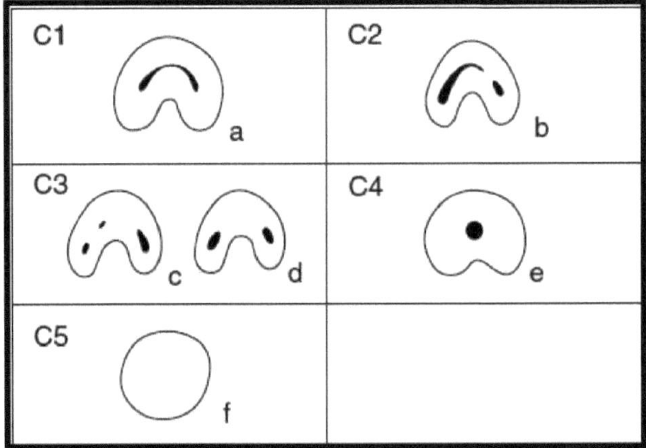

Fig 4 Classificação em forma de C por Fan et.al

É importante considerar o canal único, redondo ou oval encontrado perto do ápice como uma variação. Outras partes do canal podem ter uma configuração em "C", que também pode variar ao longo do comprimento da raiz. Por conseguinte, a aparência do orifício ou a morfologia da coroa clínica podem não ser bons indicadores da anatomia real do canal. Na categoria C2, um dos canais apareceria como um arco, o que significa que seria mais provável que se estendesse até à área fundida da raiz, onde a parede de dentina pode ser bastante fina.

Para estabelecer uma maior relevância clínica, Fan et al. classificaram radiograficamente os canais radiculares em forma de C em três tipos, como se segue:

- Tipo I: linha longitudinal radiolúcida que separa a raiz em partes distal e mesial. Havia um canal mesial e um distal que se fundiam num só antes de saírem no forame apical.

- Tipo II: linha longitudinal radiolúcida que separa a raiz em partes distal e mesial. Havia um canal mesial e um distal, e os dois canais pareciam continuar o seu trajeto até ao ápice.
- Tipo III: linha longitudinal radiolúcida que separa a raiz em partes distal e mesial. Havia um canal mesial e um distal, um canal curvava-se e sobrepunha-se a esta linha radiolúcida quando se dirigia para o ápice, e o outro canal parecia continuar o seu trajeto até ao ápice.

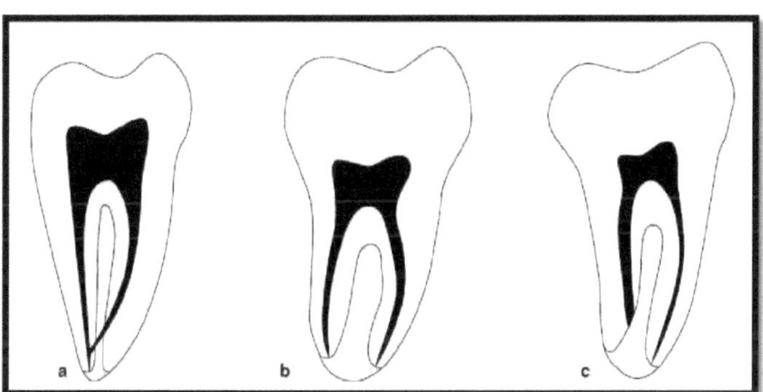

Fig 5 a)Tipo I b)Tipo II c) Tipo III

Embora as imagens radiográficas bidimensionais nos tenham proporcionado uma avaliação razoável da presença de um sistema de canais em forma de C, a sobreposição de imagens ósseas pode diminuir significativamente a precisão do reconhecimento dos canais. Assim, para melhorar este reconhecimento com detalhes anatómicos aprofundados, Fan et al. utilizando um meio de contraste intra-radicular e avaliação por microCT, proporcionaram uma melhor delineação desta classificação. Adicionalmente, e mais recentemente, Amoroso-Silva e colegas forneceram uma análise mais aprofundada (fig. 6) das configurações C1-C4, com a configuração C1 e o aspeto distal da configuração C2 a exibirem os valores de área mais elevados, valores de arredondamento baixos e diâmetros apicais grandes. Além disso, a análise da prevalência das diferentes configurações da secção transversal mostrou que estas eram predominantemente das variedades C4 e C3 (a 1 mm do ápice) e das variedades C1 e C2 no terço cervical. Numa tentativa de avaliar a morfologia 3-D do canal radicular em forma de C, Gao e colaboradores utilizaram micro-CT e reconstrução 3-D para classificar os canais em três tipos (fig. 7)

- Tipo I (fusão): os canais fundiram-se num canal principal antes de saírem no forame apical; pode aparecer uma área de fusão parcial da dentina na parte coronal e/ou média do sistema de canais.

- Tipo II (Simétrico): o canal mesial e o distal separados podem ser localizados na parte mesial e na parte distal da raiz, respetivamente. Na vista vestibulo-lingual, a simetria do canal mesial e do canal distal era evidente ao longo do eixo longitudinal da raiz.
- Tipo III (Assimétrico): canais mesial e distal separados eram evidentes. A partir de uma visão vestibular-lingual, o canal distal pode ter um grande istmo na área da furca, o que geralmente torna os canais mesial e distal assimétricos.

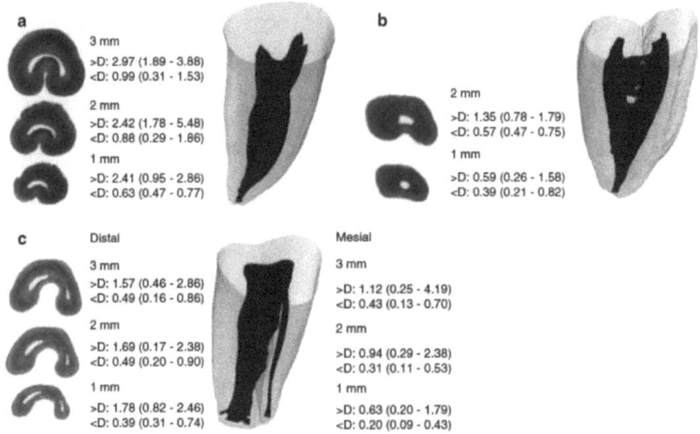

Fig 6 Medianas e intervalos dos diâmetros maior (>) e menor (<) encontrados no terço apical nas configurações (**a**) C1, (**b**) C4 e (**c**) C2

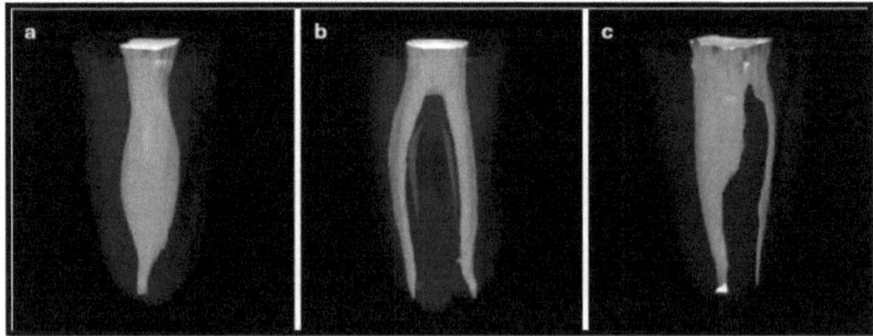

Fig 7 Classificação 3-D da configuração do canal em forma de C. (a) Tipo de

fusão (b) Tipo simétrico (c) Tipo assimétrico

Caracterização anatómica de canais em forma de C em molares

Piso do hemiciclo

Min et al. forneceram uma descrição detalhada da morfologia do assoalho da câmara pulpar aproximadamente 3 mm acima dos orifícios (fig. 8a). As secções transversais digitalizadas foram reconstruídas, e as imagens geradas foram avaliadas e atribuídas a um dos quatro tipos seguintes: (fig. 9)

- Tipo I: Pavimento tipo península com um orifício contínuo em forma de C.
- Tipo II: Conexão dentinária vestibular, em forma de tira, que existe entre o assoalho em forma de península e a parede vestibular da câmara pulpar que separa o sulco em forma de C em orifícios mesial e distal. Por vezes, o orifício mesial era separado num orifício mesiobucal (MB) e num orifício mesiolingual (ML) por outra dentina em forma de tira entre o pavimento tipo península e a parede M da câmara pulpar.
- Tipo III: Apenas uma ligação dentinária mesial em forma de tira entre o pavimento tipo península e a parede mesial que separa o sulco em forma de C num pequeno orifício ML e num grande orifício distal MB.

O orifício distal da MB foi formado pela fusão do orifício da MB e do orifício distal.

- Tipo IV: Pavimentos não em forma de C. Um orifício do canal distal e um orifício oval ou dois orifícios redondos do canal M estão presentes.

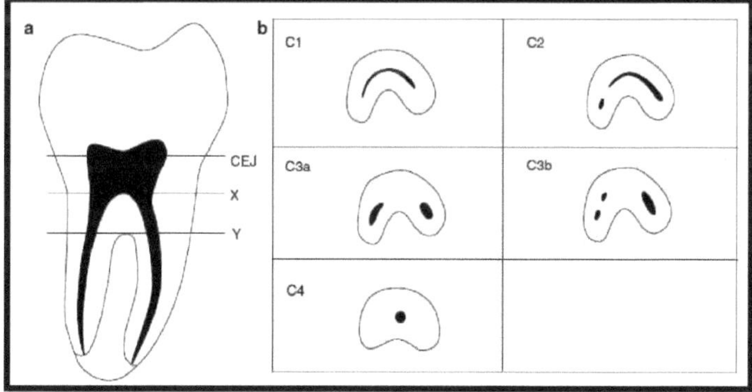

Fig 8 (**a**) Localização das medições para segundos molares inferiores com um sistema de canais em forma de C; (**b**) Classificação das configurações de canais de acordo com Min et al. 2006

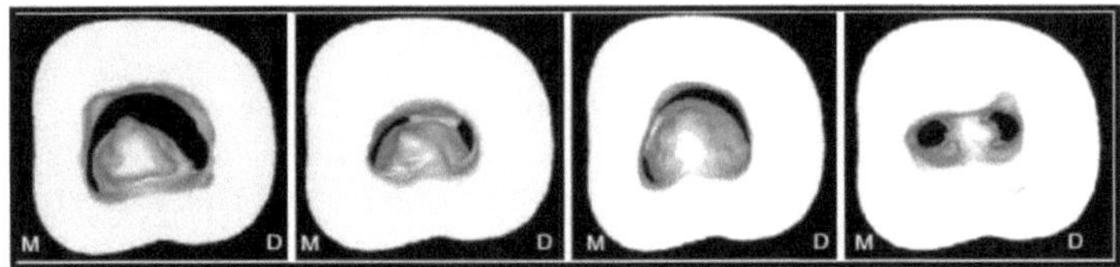

Fig 9 Tipos de assoalho pulpar: M, lado mesial; D, lado distal

Morfologia do canal descendente

Para determinar a morfologia do canal desde o orifício até um ponto a 3,0 mm do ápice da raiz, Min et al. fizeram secções, 2 mm abaixo do orifício (C1), um terço da distância entre o orifício e o ápice anatómico (C2), o ponto médio do orifício ao ápice (C3a e C3b) e um ponto a 3 mm do ápice. As configurações foram analisadas e classificadas da seguinte forma: (fig. 8 b)

- C1: Canal contínuo em forma de C
- C2: MB distal e um canal ML
- C3a: Canais mesiais e distais
- C3b: MB, ML e canais distais
- C4: canal único redondo ou oval

Terminação apical

A terminação apical dos canais em forma de C tem sido caracterizada por muitos autores a um nível de aproximadamente 1,0 mm do ápice. No entanto, uma visão a partir do ápice pode proporcionar uma interpretação diferente, uma vez que muitos canais se dividem em deltas, múltiplos canais acessórios e pontos de saída bem coronais à terminação apical da raiz e têm junções cemento-dentinárias que se situam profundamente dentro da estrutura da raiz.

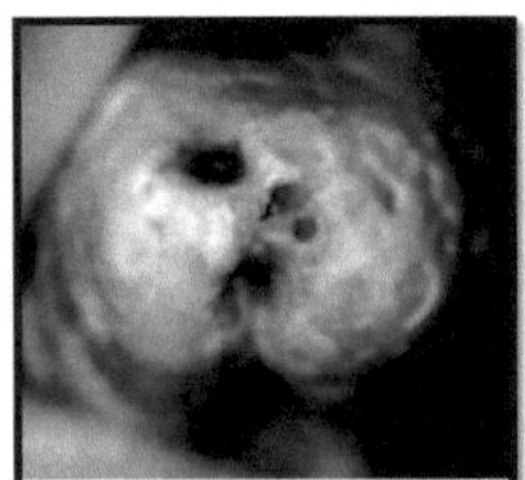

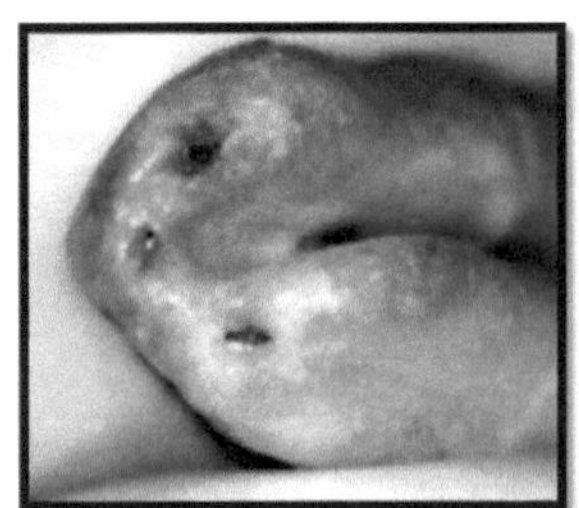

Fig 10 Vista do ápice radicular de uma raiz em forma de C

Caracterização anatómica dos canais em forma de C no sulco radicular dos pré-molares

Estudos têm demonstrado que a presença de canais radiculares em forma de

"C" em pré-molares tem recebido atenção. As porcentagens dessa ocorrência variam de 10,7% a 24% em várias populações, sendo que as maiores porcentagens foram relatadas em populações mongoloides. Além disso, existem caraterísticas anatómicas externas únicas, tais como sulcos radiculares colocados mesialmente, que se estendem desde 3 mm abaixo da junção cemento-esmalte até ao ápice da raiz (fig. 11). Os sulcos podem representar preocupações clínicas significativas durante os procedimentos de ampliação e modelação do canal radicular, restauração do dente, e podem contribuir para a acumulação de placa dentária e cálculo, criando um problema periodontal. No entanto, quando o sulco não foi identificado, não havia sistema de canais em forma de C no dente. As variações anatómicas do canal interno também variam significativamente desde o orifício até ao terminal apical.

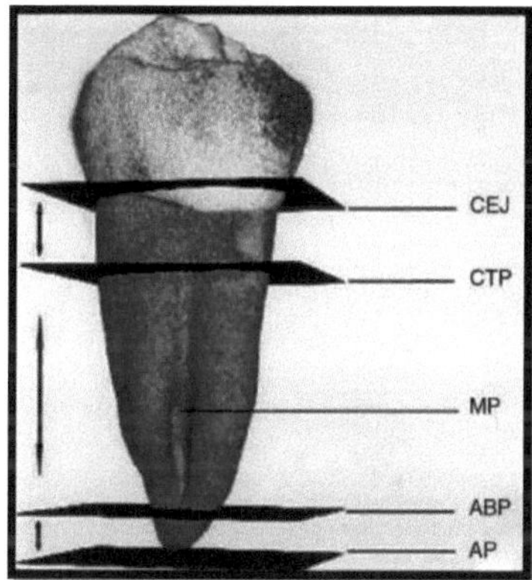

Fig 11 Planos para observação e medição. CEJ junção cemento-esmalte, CTP plano superior coronal do sulco, MP plano médio do sulco, ABP plano inferior apical do sulco, AP plano apical

Anatomia do canal e terminação apical

A anatomia dos canais dos primeiros pré-molares inferiores varia muito ao longo do seu comprimento, e a forma real de C pode não ocorrer em todos os canais presentes. Fan et al. classificaram esses formatos em quatro tipos: formato em C contínuo, formato semilunar apenas no canal vestibular, uma combinação de formato em C contínuo e semilunar vestibular, e um canal em C interrompido por um canal sem formato em C.

Em 57 dos 327 modelos reconstruídos de sistemas de canais, foram observados canais acessórios com origem nas áreas de furca do canal bucal semilunar. Esses canais aproximavam-se da furca e saíam para o sulco mesial. Esta descoberta pode tornar o tratamento endodôntico e periodontal mais complicado.

Num estudo realizado por Yang et al. [80], foi investigada a terminação apical dos canais em pré-molares complexos. O estudo constatou que, na maioria dos dentes (335 dentes), a terminação estava a 0-2mm do ápice da raiz. Entretanto, entre essa população, 72 dentes tinham uma distância de 0-1 mm, 192 dentes tinham 2 mm, 61 dentes tinham 3 mm, 5 dentes tinham 4 mm e 5 dentes tinham 5 mm. Esses achados são consistentes com as variáveis anatômicas no ápice do dente, conforme revisado por Fan et al.

Problemas de gestão clínica

A limpeza e a modelação dos canais em forma de C podem ser um desafio devido a vários problemas, incluindo a dificuldade em remover o tecido pulpar e os detritos necróticos, a hemorragia excessiva, a determinação do comprimento de trabalho e o desconforto persistente durante a instrumentação. O sistema de canais em forma de C tem uma grande capacidade volumétrica e contém anastomoses transversais e irregularidades, tornando-o difícil de tratar. Como resultado, foram recomendadas diferentes técnicas para a limpeza, modelação, desinfeção e obturação destes sistemas de canais.

Capítulo 12: Influência da anatomia do canal radicular na prática clínica

A preparação do canal radicular é a pedra angular do tratamento endodôntico, com o objetivo de limpar, desinfetar e modelar os canais radiculares. No entanto, atingir estes objectivos pode ser difícil em canais radiculares curvos ou com uma estrutura complexa. As bactérias residuais e os detritos persistem frequentemente nas paredes dos canais não preparados, nos istmos, nos canais laterais e noutros recessos, comprometendo os resultados do tratamento.

Para enfrentar estes desafios, surgiram estratégias inovadoras para reforçar a eficácia dos procedimentos quimio-mecânicos em dentes com anatomia complexa. Técnicas como a instrumentação rotativa, a irrigação ultra-sónica e a utilização de irrigantes suplementares melhoram a remoção de detritos e a desinfeção. Além disso, a imagiologia pré-operatória ajuda a antecipar os obstáculos anatómicos, enquanto a adesão a técnicas de instrumentação adequadas garante uma preparação completa do canal.

Ao integrar estas abordagens, os médicos podem otimizar o tratamento de canais radiculares, mesmo em casos com uma anatomia radicular difícil, melhorando, em última análise, os resultados e a satisfação dos pacientes.

Existem normalmente três cenários comuns que os dentistas encontram quando efectuam um tratamento de canal. Os dentes com polpas vitais e irreversivelmente inflamadas, os dentes com polpas necróticas com ou sem periodontite apical primária e os casos de retratamento devido a periodontite apical pós-tratamento. Em dentes com pulpite irreversível, a infeção é geralmente restrita às partes coronais do canal e é facilmente controlada pela irrigação abundante da câmara pulpar com hipoclorito de sódio (NaOCl). Em seguida, sob condições assépticas rigorosas, o clínico precisa de limpar o canal removendo o tecido pulpar vital inflamado tanto quanto possível. Isto porque os restos de polpa podem interferir com a qualidade da obturação, podem servir de substrato para uma infeção secundária e/ou podem permanecer inflamados e causar dor pós-operatória.

Por conseguinte, a preparação quimio-mecânica pode ser considerada como a fase mais importante do tratamento do canal radicular. Isto porque a limpeza e o controlo da infeção promovem um ambiente propício à cicatrização dos tecidos perirradiculares. Além disso, é esculpida uma forma cónica contínua para ser recetiva à colocação de uma obturação adequada.

Desafios na preparação do canal radicular

Os clínicos enfrentam muitos desafios quando tratam os canais radiculares. Nenhuma técnica, instrumento ou substância disponível pode erradicar de forma previsível todas as bactérias do sistema de canais radiculares. Ainda não se sabe qual a quantidade de limpeza e desinfeção suficiente para promover a cicatrização total. Uma limpeza e desinfeção inadequadas podem deixar bactérias residuais em níveis suficientes para causar sintomas persistentes e inflamação perirradicular. Por outro lado, o alargamento excessivo do canal pode levar à remoção excessiva de dentina e predispor o dente à fratura.

As variações anatómicas, incluindo canais laterais e ramificações apicais, istmos, curvaturas e canais ovais ou achatados, representam um desafio significativo para a limpeza e desinfeção adequadas do sistema de canais radiculares. Para maximizar a remoção de tecido e a eliminação bacteriana nestas áreas, o clínico baseia-se nos efeitos químicos dos irrigantes e dos medicamentos inter-pontas e nas estratégias para levar estes químicos a estas áreas de difícil acesso.

Outro desafio é estabelecer e manter o comprimento de trabalho ao longo dos procedimentos do canal. Isto é crucial para garantir uma limpeza e desinfeção óptimas, bem como para evitar o bloqueio do canal apical ou o excesso de instrumentação. As dificuldades na localização de canais extra em dentes multirradiculares podem predispor a sintomas persistentes e/ou a uma diminuição do resultado do tratamento. Isto é mais complicado em dentes com periodontite apical, porque o canal perdido pode estar infetado.

O conhecimento da anatomia do dente e do canal radicular é de extrema importância para evitar a falta de canais, e recomenda-se que, pelo menos nos casos difíceis, a ampliação e a iluminação sejam optimizadas através da utilização de um microscópio operatório ou de uma lupa cirúrgica com fonte de luz, aumentando as hipóteses de localização de todos os canais durante a preparação e inspeção da cavidade de acesso.

A complexa anatomia do sistema de canais radiculares

Os instrumentos endodônticos preparam o canal radicular principal, que abriga a maior quantidade de tecido pulpar e bactérias. Outras áreas potenciais para a disseminação da infeção bacteriana incluem istmos, ramificações laterais e apicais, recessos e túbulos dentinários. (fig. 1)

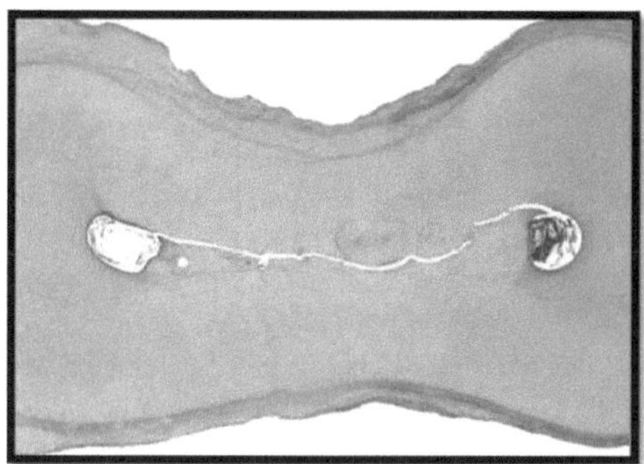

Fig 1 A secção transversal do terço médio da raiz mesial do primeiro molar inferior mostra um istmo fino, longo e irregular que liga os dois canais principais

As bactérias nos canais radiculares infectados formam estruturas de biofilme ligadas às paredes do canal e podem invadir os túbulos dentinários. Os istmos são comuns nos molares, especialmente na raiz mesial dos molares mandibulares. Os dois canais mesiais estão frequentemente ligados por um istmo em 70-88% dos molares mandibulares. Os istmos são encontrados em 17-50% dos espécimes de molares nos 5mm apicais, com a maior prevalência ao nível dos 3mm.

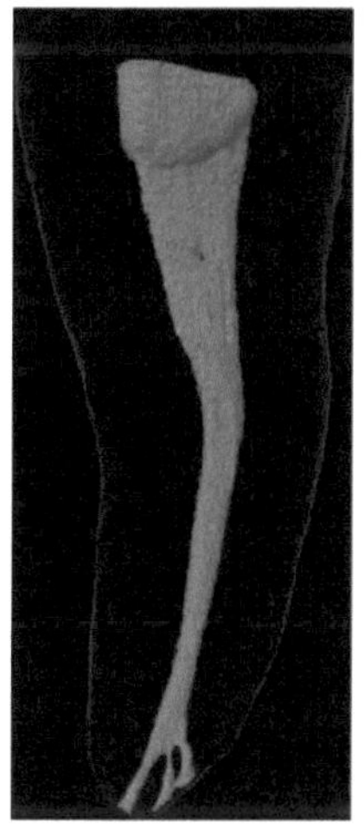

fig. 2

As ramificações podem ocorrer em qualquer dente e em qualquer parte da raiz, mas são mais frequentes na porção apical e nos dentes posteriores (fig. 2). Elas foram observadas em cerca de 75% dos dentes, com maior ocorrência no terço apical. Quanto maior a ramificação, maior o espaço para a colonização bacteriana e acumulação de factores de virulência bacteriana. Os diâmetros dos forames laterais em molares variam de 10 a 200 µm. O maior diâmetro dos forames laterais é quase duas a três vezes menor do que a média diâmetros comunicados para os principais
forame apical. Isso ajuda a explicar por que as lesões de origem endodôntica são muito mais comuns no aspeto apical do que no lateral da raiz.

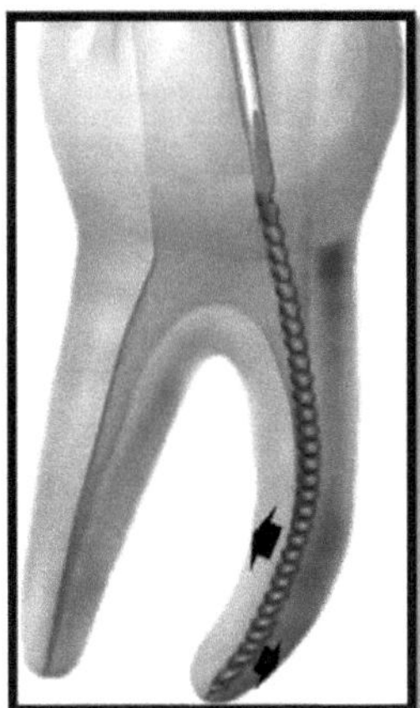

Figura 3

Os instrumentos rotatórios têm dificuldade em lidar com canais ovais e achatados, deixando os recessos intocados. Cerca de 25% dos canais radiculares são ovais longos no terço apical, com os incisivos mandibulares e os segundos pré-molares superiores a terem uma maior prevalência. O canal distal dos molares inferiores também é tipicamente oval ou achatado.

Canais curvos: Grande desafio para a preparação

A curvatura da raiz influencia o sucesso da preparação do canal. Esculpir uma forma em canais curvos é uma tarefa difícil, uma vez que o instrumento tende a endireitar-se quando passa ao longo da curva, resultando numa maior pressão na parede interna da curva (fig. 3). No passado, recomendavam-se tamanhos de preparação mais pequenos para canais curvos, mas isto comprometia a eficácia da limpeza e desinfeção, bem como a qualidade da obturação do canal radicular.

O fabrico de instrumentos endodônticos utilizando uma liga de níquel-titânio (NiTi) representa um grande avanço na endodontia. Os instrumentos de NiTi permitem preparações de canais curvos que são maiores na parte apical, mais centrados e com menor incidência de erros quando comparados com os instrumentos de aço inoxidável. Ao longo dos anos, foram introduzidas mais alterações para melhorar a flexibilidade e a resistência à fratura por fadiga dos instrumentos endodônticos, incluindo diferentes tratamentos termomecânicos e a modificação da composição química da liga de NiTi.

Limite apical da preparação

A resposta do tecido perirradicular ao tratamento do canal radicular é influenciada pelo comprimento apical dos procedimentos intracanais. Este facto tem consequências importantes no desenvolvimento da dor pós-operatória e no resultado do tratamento a longo prazo. Estudos relataram que o alargamento intencional do forame apical durante o tratamento do canal radicular aumentou a incidência e a intensidade da dor pós-operatória.

O resultado do tratamento de dentes com polpas vitais não parece ser significativamente afetado pelo limite apical dos procedimentos do canal radicular, desde que as condições assépticas sejam mantidas e as bactérias sejam impedidas de entrar no canal radicular. A sobreinstrumentação grosseira deve ser evitada, pois pode resultar em dor pós-operatória.

É importante limpar as bactérias da parte apical do canal durante o tratamento. A duração do tratamento não deve ser inferior ao nível apical da infeção, que pode ser difícil de determinar. Recomenda-se alargar o limite apical da instrumentação o mais próximo possível da terminação do canal, mas isto acarreta o risco de sobre-instrumentação, que pode causar dor pós-operatória e fracasso do tratamento.

Um estudo demonstrou que a taxa de sucesso ideal para o tratamento endodôntico de dentes infectados é observada quando os procedimentos de tratamento terminam a 0-2 mm do ápice radiográfico. Ricucci et al. encontraram o melhor resultado para dentes com polpas necróticas tratados a 1-1,5 mm do ápice.

O estabelecimento do limite apical com base em radiografias é apenas uma estimativa. Os dispositivos electrónicos de medição do comprimento têm sido utilizados para determinar a terminação do canal radicular com um grau satisfatório de precisão e fiabilidade. Os localizadores electrónicos do ápice disponíveis no mercado têm sido relatados como precisos até ±0,5 mm do forame apical em 90-100% dos casos, independentemente do diagnóstico pulpar. Deve ser sempre tirada uma radiografia para confirmar as medições electrónicas.

Largura apical da preparação

No contexto clínico, não é possível determinar com fiabilidade uma limpeza e desinfeção suficientes do canal radicular para estabelecer o ponto final do preparo. Foram propostos vários critérios:

(a) As limalhas dentárias recolhidas nos instrumentos estão limpas após inspeção visual.

(b) A solução de irrigação é limpa quando recolhida numa gaze depois de enxaguar o canal.

(c) O clínico tem uma sensação tátil de paredes lisas e vítreas.

(d) O tamanho da preparação é pré-determinado com base nos diâmetros apicais médios para os diferentes grupos de dentes.

(e) O canal é aumentado dois a quatro tamanhos de ficheiro para além do primeiro ficheiro a encadernar.

Para garantir a redução bacteriana nos canais, os procedimentos quimiomecânicos devem ser considerados completos quando o canal é alargado para tamanhos de instrumentos compatíveis com a anatomia e o volume da raiz.

A anatomia de cada sistema de canais radiculares é única e varia de pessoa para pessoa. Determinar a primeira lima a ligar é um método para decidir o tamanho apical final dos instrumentos. A largura apical da preparação é concebivelmente tão importante como o limite apical no que respeita ao tratamento de dentes infectados. Estudos revelaram que quanto maior for o tamanho da preparação apical dos canais infectados, maior será a redução bacteriana intracanal e maiores serão as taxas de cicatrização da periodontite apical.

As taxas são as seguintes: 48% (dois tamanhos maiores), 71% (três tamanhos), 80% (quatro tamanhos), 85% (cinco tamanhos) e 92% (seis tamanhos). A largura da preparação no segmento apical deve ser suficientemente grande para uma limpeza e desinfeção adequadas, sendo também compatível com a anatomia da raiz para evitar uma preparação excessiva, que poderia levar à formação de bordos ou perfuração.

Os instrumentos com cones grandes e constantes têm a desvantagem de, quanto mais fundo são inseridos no canal, mais dentina coronal desnecessária é cortada. Por conseguinte, recomenda-se a utilização de instrumentos com cones grandes e pontas de tamanho reduzido nos aspectos coronais do canal, e instrumentos com pontas grandes mas cones pequenos no segmento apical. No entanto, para resolver este problema, foram introduzidos e estão disponíveis instrumentos com cones variáveis, como o Reciproc, WaveOne, ProTaper e outros.

Recentemente, foi introduzido o conceito de endodontia minimamente invasiva. Este conceito envolve preparações de acesso conservadoras e tamanhos de preparação apical mais pequenos do que o habitual. Os efeitos das abordagens minimamente invasivas na limpeza, modelação e desinfeção do canal radicular, bem como na cicatrização da periodontite apical e na sobrevivência do dente, não foram avaliados de forma consistente.

Irrigação - Melhorar a limpeza e a desinfeção

A irrigação é um passo essencial durante a preparação do canal radicular. Os seus principais objectivos são os seguintes:

a) Remoção mecânica de bactérias e dos seus produtos, bem como de resíduos pulpares e dentários por lavagem
b) Desinfeção química

c) Dissolução de tecidos moles
d) Remoção da camada de esfregaço
e) Lubrificação dos instrumentos durante a negociação e o corte

Os efeitos mecânicos da irrigação estão relacionados com a forma como os irrigantes fluem no canal radicular, quer sob pressão apical positiva ou negativa. Qualquer irrigante líquido, como o soro fisiológico, o hipoclorito de sódio (NaOCl), a clorexidina (CHX), etc., tem efeitos mecânicos que ajudam a reduzir as bactérias no canal radicular. De facto, verificou-se que os efeitos mecânicos da irrigação com soro fisiológico reduzem significativamente as bactérias. No entanto, os irrigantes que têm propriedades antibacterianas, como o NaOCl e a CHX, também têm efeitos químicos que melhoram significativamente a eliminação de bactérias dos canais infectados.

O hipoclorito de sódio (NaOCl) é a solução irrigante mais utilizada em concentrações que variam de 0,5% a 6%. Tem uma forte atividade antimicrobiana de largo espetro e capacidade de dissolução de tecidos, o que pode melhorar a limpeza dos canais radiculares. A clorexidina (CHX) foi proposta como uma alternativa ao NaOCl, que é uma bis-biguanida catiónica com boa eficácia antibacteriana contra várias espécies orais. A CHX tem menor toxicidade do que o NaOCl e apresenta substantividade na dentina, o que pode prolongar os seus efeitos antimicrobianos. Mas, por outro lado, a CHX não tem a capacidade de dissolução de tecidos, que é um dos maiores benefícios do NaOCl. Para explorar as vantagens de ambos os irrigantes, alguns clínicos utilizaram o NaOCl como irrigante principal durante a instrumentação e depois efectuaram um enxaguamento final com CHX como passo suplementar.

Efeitos da anatomia na modelação

As curvaturas, os canais achatados ou ovais e outras condições patológicas ou iatrogénicas podem dificultar a obtenção de uma forma cónica contínua adequada durante a instrumentação. Estas condições criam complexidade na instrumentação, uma vez que a ação de corte do instrumento é mais direcionada para algumas paredes do que para outras. Estudos que utilizaram a tomografia microcomputada (micro-CT) e métodos histobacteriológicos demonstraram que, mesmo com instrumentos rotativos contemporâneos de NiTi, as áreas de superfície do canal radicular principal podem não ser afectadas pelos instrumentos. Isto ocorre principalmente porque:

a) O tamanho da preparação é menor do que o diâmetro original do canal. Os preparos que são maiores do que o diâmetro inicial do canal têm mais hipóteses de incorporar irregularidades e tocar em todas as paredes do canal.
b) O canal é curvo e a sua morfologia é irregular, oval/plana ou em forma de C na secção transversal. Nos canais curvos, os instrumentos são direcionados para determinadas paredes e podem não tocar noutras. Em canais com secção transversal irregular, o instrumento pode não alcançar todos os recessos.

Os estudos demonstraram que apenas 40% da área da parede apical dos canais ovais foram contactados por instrumentos rotativos e os estudos de micro-CT relataram até 80% de áreas não preparadas em canais ovais após a utilização de diferentes técnicas de instrumentação.

Os recessos são normalmente deixados intactos nas extremidades do maior diâmetro do canal (normalmente o diâmetro vestibulolingual). Para além de albergarem restos de tecido pulpar ou biofilmes bacterianos, esses recessos também podem estar cheios de lascas de dentina geradas e empurradas para o seu interior por instrumentos rotativos. Os detritos compactados podem interferir com a qualidade da obturação e, em canais radiculares infectados, podem albergar bactérias que servem como fonte potencial de infeção persistente.

A necessidade de melhorar a desinfeção

As bactérias que sobrevivem aos efeitos dos instrumentos e dos irrigantes estão normalmente localizadas em áreas difíceis ou impossíveis de alcançar durante a instrumentação, tendo sido propostas abordagens para melhorar a desinfeção após a fase de irrigação dos instrumentos. Foram obtidos melhores resultados principalmente após a colocação de uma medicação antimicrobiana entre as pontas, como uma pasta de hidróxido de cálcio.

Foram desenvolvidas estratégias para melhorar a desinfeção optimizada de visita única (OSD), tais como o sistema EndoVac para irrigação por pressão negativa, enxaguamento final do canal com CHX ou MTAD, ativação sónica ou ultra-sónica de NaOCl, terapia fotodinâmica (PDT), fluxo fotoacústico induzido por fotões (PIPS) utilizando energia laser Er:YAG a níveis de potência sub-ablativos e o sistema de ondas multi-sónicas GentleWave.

Para além da utilização de instrumentos especiais, as estratégias para lidar com canais ovais/planos incluem

a) Utilizar limas manuais em movimento de limagem circunferencial para toda a preparação ou complementar os instrumentos rotativos.
b) Quando utilizar instrumentos rotativos, prepare o canal achatado como se fossem duas ou três entidades separadas.
c) Complemento da limpeza e desinfeção através da ativação ultra-sónica do Naocl e do enxaguamento final com CHX

A ativação ultra-sónica de irrigantes, especialmente NaOCl, tem sido amplamente recomendada para a desinfeção do canal radicular e tem sido referida como "irrigação ultra-sónica passiva" (PUI). Além disso, os ultra-sons também aquecem e podem mover o irrigante para áreas de anatomia complexa. Assim, embora a investigação tenha sido direcionada para a aceleração da desinfeção, as evidências actuais indicam a necessidade de uma medicação antimicrobiana interpontual para melhorar a desinfeção do sistema de canais radiculares em dentes com periodontite apical primária ou pós-tratamento.

Capítulo 13: Gerir anatomias complexas dos canais radiculares

A anatomia complexa é, sem dúvida, um dos principais obstáculos à limpeza e desinfeção do sistema de canais radiculares com irrigantes. O diâmetro das áreas que têm de ser alcançadas, em combinação com a viscosidade dos irrigantes, parece limitar o fluxo do irrigante principalmente nas áreas mais amplas, independentemente do método utilizado.

Os microrganismos que residem em áreas de difícil acesso para os instrumentos e irrigantes são considerados a principal causa de insucesso após o tratamento primário e o retratamento não cirúrgico, pelo que se justificam os esforços para melhorar a limpeza e a desinfeção de todo o sistema de canais radiculares. Para limpar e desinfetar o sistema de canais radiculares, é necessário preparar uma cavidade de acesso e alargar o canal radicular principal. Este passo crítico é necessário para que os irrigantes alcancem a anatomia apical. No entanto, mesmo após o alargamento adequado do canal radicular, é necessário ultrapassar vários obstáculos para uma limpeza e desinfeção completas.

Transporte de irrigantes no interior do sistema de canais radiculares

A irrigação eficaz do sistema de canais radiculares requer que as partículas quimicamente activas dos irrigantes, tais como moléculas e iões, atinjam todas as áreas do canal. Isto é necessário para eliminar o biofilme, eliminar os microrganismos, dissolver os restos de tecido pulpar e remover os detritos da dentina. Durante a aplicação ou ativação do irrigante, ocorre um movimento do fluido a granel, denominado convecção, que facilita o transporte do irrigante ao longo do sistema de canais. No entanto, o fluxo do irrigante a granel está limitado maioritariamente às partes mais largas do sistema de canais radiculares.

Em áreas que não podem ser alcançadas pelo fluxo, as partículas podem ainda ser transportadas por difusão, o movimento aleatório das partículas num fluido, mas este mecanismo é marcadamente mais lento do que a convecção, e a sua taxa é ainda mais afetada pelo tamanho das partículas, temperatura e gradientes de concentração. É altamente recomendável empregar a convecção como meio primário de transporte para fornecer irrigante abundante, pelo menos em toda a extensão do canal radicular principal, e confiar apenas na difusão para alcançar áreas mais remotas onde o fluxo a granel é inerentemente limitado.

Tensão superficial e viscosidade dos irrigantes

Parte-se do princípio de que a penetração do irrigante no interior do sistema de canais radiculares, especialmente em espaços estreitos como os canais acessórios e os túbulos dentinários, pode ser melhorada através da diminuição da tensão superficial dos irrigantes. No entanto, a tensão superficial só é importante na interface entre dois fluidos imiscíveis, uma interface que existe entre o irrigante e uma bolha de ar, mas não entre o irrigante e o fluido tecidular ou o fluido dentinário, porque estes fluidos são miscíveis.

As paredes do canal radicular são hidrofílicas e facilmente molhadas pelos irrigantes. Estudos recentes confirmaram que a adição de agentes molhantes (tensioactivos) aos irrigantes comuns, para reduzir a sua tensão superficial, não melhora a penetração do hipoclorito de sódio nos túbulos dentinários. Além disso, uma tensão superficial mais baixa não parece aumentar o efeito antimicrobiano do hipoclorito de sódio contra as bactérias no interior dos túbulos dentinários ou a sua capacidade de dissolução de tecidos. Pelo contrário, a adição de surfactantes parece acelerar a perda de cloro livre disponível. A remoção de cálcio da dentina e a remoção da smear layer pelos quelantes comummente utilizados também parecem não ser afectadas pela sua tensão superficial.

O fluxo do irrigante dentro do sistema de canais radiculares não é afetado pela tensão superficial, mas é influenciado pela viscosidade dos irrigantes. A viscosidade é uma propriedade que descreve a fricção interna e a resistência ao fluxo de um líquido. Um líquido de baixa viscosidade fluirá mais facilmente. A viscosidade do hipoclorito de sódio é comparável à da água destilada. Parece aumentar ligeiramente com a concentração e diminuir com o aumento da temperatura. Além disso, tem sido referido que a adição de tensioactivos ao hipoclorito de sódio pode, de facto, aumentar a viscosidade da solução até certo ponto, dificultando assim, em vez de melhorar, a penetração do irrigante no interior do sistema de canais radiculares.

Câmara de polpa

A câmara pulpar é a primeira parte do sistema de canais radiculares a que se acede durante o tratamento. A limpeza e a desinfeção da câmara pulpar permitem um acesso fácil tanto aos instrumentos como aos irrigantes. No entanto, a preparação de cavidades de acesso conservadoras e especialmente ultraconservadoras "ninja", de acordo com os princípios da endodontia minimamente invasiva, pode comprometer a limpeza.

Canal radicular principal

Juntamente com a câmara pulpar, o canal radicular principal é a parte mais acessível do sistema de canais radiculares que pode ser alargada e, pelo menos, parcialmente limpa por instrumentos. Uma limpeza óptima do canal principal e uma penetração e troca eficazes do irrigante são pré-requisitos para a limpeza e desinfeção de outras áreas mais difíceis de alcançar. A cavidade de acesso e a câmara pulpar actuam como um reservatório de irrigante durante a instrumentação, o canal radicular principal também actua como um reservatório de irrigante, permitindo a difusão de partículas para áreas mais remotas. Além disso, o fluxo criado no canal principal durante a aplicação ou ativação do irrigante impulsiona o fluxo noutras áreas quando tal fluxo é possível.

Um obstáculo importante no canal radicular principal é o facto de o irrigante não poder fluir sem obstruções através do forame apical, pelo que, do ponto de vista da dinâmica dos fluidos, o canal comporta-se como um sistema apicalmente fechado. A troca e a limpeza eficazes do irrigante num sistema deste tipo são muito mais difíceis do que num sistema aberto em ambas as extremidades. Um desvio interessante ocorre quando o irrigante é extrudido através do forame apical, mas, na maioria dos casos, isto representa apenas uma quantidade muito pequena em comparação com as grandes quantidades utilizadas para lavar o canal radicular principal, pelo que o conceito de um sistema apicalmente fechado permanece válido.

As agulhas de extremidade aberta criam um jato mais intenso de irrigante apicalmente, o que é uma vantagem em termos de penetração do irrigante no canal radicular principal. No entanto, a penetração do jato também depende do tamanho apical e da conicidade do canal radicular e do caudal do irrigante. O irrigante não pode alcançar mais do que 1 mm apicalmente à ponta da agulha nos canais radiculares com um tamanho apical inferior a 30 e a inserção de uma agulha de ponta aberta de 30 G a 1 mm do WL nesses canais radiculares sem ligação não é viável. A ligação de uma agulha de ponta aberta muito perto do WL pode levar à extrusão do irrigante através do forame apical. A penetração é muito melhorada em canais radiculares maiores, o que permite a colocação destas agulhas a 2-3 mm do WL sem comprometer a troca de irrigante, reduzindo o risco de extrusão de irrigante. Por conseguinte, à semelhança das agulhas de extremidade fechada, também é necessário um tamanho apical mínimo de 30-35 para que a irrigação com agulhas de extremidade aberta atinja toda a extensão do canal radicular principal.

As tendências actuais no tratamento do canal radicular visam preservar o máximo de tecido dentário duro possível, o que muitas vezes envolve uma moldagem mínima com um tamanho apical mais pequeno (≤25) e uma conicidade aumentada (≥6%). No entanto, o aumento da conicidade não pode compensar a redução do tamanho apical no que respeita à penetração do irrigante. O efeito do tamanho apical parece ser mais pronunciado do que o efeito do cone.

A curvatura do canal radicular não parece impedir a penetração de irrigantes durante a irrigação com seringa, desde que o canal possa ser suficientemente alargado e a agulha possa ser inserida perto do comprimento de trabalho (WL). No entanto, uma curvatura excessiva pode limitar o alargamento apical. Agulhas de irrigação mais finas e mais flexíveis com tamanhos de 31 -32 G podem ser capazes de alcançar mais perto do WL em tais canais radiculares, mas há informação limitada sobre a sua eficácia na distribuição do irrigante, o fluxo resultante e a limpeza dos canais radiculares. Além disso, estas agulhas requerem três a seis vezes mais força a ser aplicada à seringa, em comparação com uma agulha de 30 G, para atingir o mesmo caudal. Outros métodos de irrigação, como a irrigação por pressão negativa apical e a irrigação activada por laser, que também requerem a inserção de cânulas ou pontas muito perto do WL, também são limitados pelo tamanho apical mais pequeno.

Com base nos dados atualmente disponíveis, as principais alternativas em canais estreitos e curvos são a ativação dinâmica manual com uma ponta de guta-percha bem ajustada ou um sistema de ativação multi-sónico. Um canal radicular muito pequeno é difícil de irrigar, surgindo também limitações em canais radiculares muito grandes. O irrigante pode penetrar facilmente em toda a extensão do canal principal, mas a sua velocidade diminui porque há mais espaço disponível para o fluxo, causando uma redução no efeito de limpeza mecânica, tal como indicado pela tensão de cisalhamento da parede. Uma vez que a elevada tensão de cisalhamento da parede apenas afecta uma área limitada do canal radicular principal perto da ponta da agulha durante a irrigação com seringa, uma possível forma de melhorar a limpeza mecânica nestes casos seria mover a agulha ao longo do canal radicular durante a aplicação para que a elevada tensão de cisalhamento afecte o máximo possível da parede do canal radicular. Este movimento longitudinal da agulha pode também proporcionar uma vantagem, mesmo em canais radiculares mais pequenos.

Por vezes, as bolhas de ar podem ficar presas na parte estreita do canal radicular durante a limpeza, o que pode impedir que a solução de limpeza chegue ao fim do canal. Este fenómeno é designado por "bloqueio de vapor apical". No entanto, os primeiros estudos podem ter sobrestimado a frequência com que isto acontece por não terem utilizado a técnica correta. Contrariamente à crença popular, o bloqueio de vapor apical não é um problema importante durante a limpeza. As bolhas podem ser facilmente removidas tornando o canal radicular mais largo e posicionando a ferramenta de limpeza mais perto da extremidade do canal. Não há necessidade de métodos de limpeza adicionais.

Extensões ovais não instrumentadas e barbatanas

Os instrumentos e técnicas existentes não conseguem limpar completamente os canais radiculares ovais e as aletas que se estendem lateralmente a partir do canal radicular principal. A limpeza e a desinfeção destas áreas têm de ser efectuadas por irrigantes. Os resíduos de dentina podem dificultar o acesso dos irrigantes. A evidência atual está limitada a estudos ex vivo ou in vitro. O aumento do tamanho apical não parece afetar a irrigação destas áreas. A conicidade do canal radicular principal parece ter um efeito significativo no processo de limpeza. O comprimento, largura e profundidade destes espaços são susceptíveis de afetar a sua limpeza.

A ativação por laser e por ultra-sons são métodos eficazes para a limpeza de canais radiculares rectos. A eficácia da ativação ultra-sónica depende da potência utilizada e da oscilação em direção à área visada. A ativação ultra-sónica intermitente durante períodos curtos com refrescamento entre períodos é mais eficaz do que a ativação contínua. O efeito de limpeza das limas ultra-sónicas atinge até 3 mm apicalmente à sua ponta. O fornecimento contínuo de irrigante e a ativação ultra-sónica são mais eficazes do que a irrigação com seringa e vários outros métodos. Um sistema automatizado de distribuição pulsada de pressão positiva parece ser menos eficaz do que a ativação ultra-sónica em canais radiculares rectos. A ativação sónica parece ser menos eficaz do que a ativação ultra-sónica, mas continua a ser melhor do que a irrigação com seringa em determinadas condições. O mesmo parece aplicar-se à ativação dinâmica manual com pontos de guta-percha e à irrigação apical por pressão negativa.

Istmo

Um istmo é uma ligação estreita entre dois canais radiculares que pode ser difícil de limpar devido ao biofilme, restos de tecido pulpar e detritos de dentina. Estudos recentes utilizando a tomografia microcomputada sugerem que a ativação ultra-sónica, a irrigação apical por pressão negativa e os instrumentos rotativos de NiTi podem limpar o istmo melhor do que a irrigação com seringa. A ativação ultra-sónica intermitente e o fornecimento contínuo de irrigante com ativação ultra-sónica também tiveram melhor desempenho do que a irrigação com seringa.

Um istmo patente pode melhorar a penetração do irrigante ao permitir um trajeto contínuo de um canal radicular para outro, sem necessidade de criar um fluxo inverso. Quanto mais próxima a ligação estiver do ápice, mais eficaz deverá ser a lavagem dos canais radiculares principais. Um estudo recente demonstrou que a combinação da irrigação com seringa e a evacuação apical por pressão negativa através do istmo demonstrou uma melhor remoção dos resíduos de dentina em comparação com outros métodos.

Canais acessórios e túbulos dentinários

A irrigação do canal radicular enfrenta desafios semelhantes na limpeza de canais acessórios e túbulos dentinários, que são mais pequenos do que o canal principal. Os canais acessórios têm diâmetros de 10200 µm, enquanto os túbulos dentinários têm cerca de 0,5-3,2 µm de diâmetro. Ambos se comportam como cavidades fechadas durante a irrigação, mas a entrada nos canais acessórios é geralmente impossível.

O fluxo do irrigante no canal principal é limitado a uma profundidade de aproximadamente duas vezes o seu diâmetro, enquanto a difusão domina o transporte do irrigante para além desse ponto. A renovação óptima do irrigante no canal principal, o aumento da temperatura do irrigante e um período de aplicação mais longo podem melhorar o transporte de partículas. No entanto, é difícil manter a temperatura do irrigante acima de 35-37 °C no interior do canal radicular in vivo, a menos que o irrigante pré-aquecido seja constantemente administrado ou que o irrigante seja aquecido in situ. A smear layer reduz o efeito antimicrobiano dos irrigantes no interior dos túbulos dentinários, mas não cria uma barreira impermeável.

A ativação ultra-sónica intermitente e a administração contínua de irrigante com uma agulha oscilante são os métodos mais eficazes para a limpeza dos canais acessórios. A irrigação com seringa, a irrigação com pressão negativa apical e a ativação sónica parecem ser menos eficazes. O nível e a angulação dos canais acessórios não parecem afetar a penetração do irrigante, desde que a entrada possa ser alcançada pelo fluxo no canal principal.

A importância da limpeza dos canais acessórios e dos túbulos dentinários para o sucesso do tratamento do canal radicular é debatida. Embora a limpeza desses canais seja limitada, a periodontite apical não persiste em torno deles em muitos casos. A esclerose dentária, que bloqueia muitos túbulos dentinários, é um fator importante que é frequentemente ignorado nos estudos sobre a infeção e desinfeção dos túbulos dentinários.

Conclusão

Apesar do desenvolvimento constante de novos métodos de irrigação, a anatomia complexa continuará provavelmente a ser o maior desafio para a irrigação dos canais radiculares. A viscosidade do irrigante, juntamente com o diâmetro das áreas que precisam de ser atingidas, parecem ser os principais parâmetros que limitam o fluxo, independentemente do método utilizado. É necessária mais investigação para identificar potenciais soluções. É importante evitar acrescentar obstáculos ao processo de limpeza e desinfeção, como a preparação de uma cavidade de acesso ultraconservadora ou a moldagem mínima do canal radicular.

Capítulo 14

O objetivo final da terapia do canal radicular é limpar, moldar, desinfetar e preencher o espaço endodôntico de forma completa e duradoura. A obturação é crucial para evitar a comunicação ou troca entre o endodonto e o periodonto. A obturação incompleta é uma causa comum de fracasso endodôntico. A obturação neutraliza as bactérias, que não podem ser esterilizadas. É o passo final da limpeza e ajuda a selecionar os melhores materiais e técnicas de obturação.

Considerações biológicas para a obturação do canal radicular

Em 1931, Rickert e Dixon observaram que um espaço dentro de um organismo vivo tende a encher-se de fluidos tecidulares num curto espaço de tempo. Mais tarde, Coolidge concluiu que os fluidos que se acumulam nos espaços vazios são rapidamente colonizados por bactérias que chegam a esses espaços através de um fenómeno de "anacorese". Por outras palavras, as bactérias transportadas pela circulação sanguínea colonizavam essas áreas, onde permaneciam protegidas da fagocitose pelas defesas do organismo. Durante anos, essa teoria influenciou o conceito de que os canais radiculares devem ser preenchidos até o ápice e, portanto, qualquer espaço vazio deve ser completamente obliterado.

Hodosh M, et.al. demonstraram, em animais experimentais, que os espaços vazios criados no interior de dentes de plástico implantados em alvéolos frescos não produziam qualquer inflamação à volta das extremidades abertas, enquanto em muitos casos esses espaços eram subsequentemente preenchidos com tecido fibroso ou osso. Esta última situação ocorreu mais frequentemente com aberturas apicais de maiores dimensões. Por conseguinte, estudos mais recentes invalidam fortemente a anterior teoria do "tubo oco" e permitem concluir que os espaços vazios num tecido vivo não são necessariamente acompanhados de inflamação ou destruição dos tecidos; pelo contrário, podem estar associados a uma reparação fisiológica.

Em 1981, Delivanis et al. descobriram que a anacorese (a localização selectiva de bactérias em áreas de inflamação crónica) não pode ocorrer num tubo vazio ou num canal radicular sem vasos sanguíneos. A presença de vasos sanguineos è necessária para que as bactérias sobrevivam e se multipliquem. Por exemplo, explica a presença de bactérias numa polpa que não foi exposta ao ambiente oral, mas que foi comprometida por um trauma. No entanto, as bactérias podem facilmente localizar-se num espaço onde o tecido está presente, mesmo inflamado ou em vias de necrose, mas ainda com circulação sanguínea e não simplesmente num espaço preenchido apenas por fluidos tecidulares onde a circulação sanguínea não existe. Portanto, a obliteração completa dos canais radiculares limpos e modelados é fundamental para evitar a colonização e multiplicação bacteriana nos fluidos teciduais. Moawad demonstrou que essas bactérias aprisionadas num canal radicular obturado não são viáveis no prazo de 5 dias após a obturação do canal radicular.

Peters et al. não encontraram evidências que apoiem a utilização de medidas especiais (hidróxido de cálcio ou pasta de iodofórmio) para matar as bactérias nos túbulos dentinários. A maioria das bactérias morre dentro de 24 horas após a remoção do meio nutriente. Os casos corretamente tratados são bem sucedidos devido à redução das bactérias antes da obturação e não à esterilidade do complexo dentina-polpa tratado.

Sj0gren et al. estudaram a influência da presença de infeção no momento da obturação do canal radicular no resultado do tratamento endodôntico em dentes com periodontite apical. Eles teorizaram que o sucesso foi obtido apesar de culturas bacterianas positivas porque as bactérias restantes estavam "enterradas" no canal. Curiosamente, entre as bactérias presentes no momento da obturação radicular nos casos que cicatrizaram com sucesso, os autores encontraram *Peptostreptococcus anaerobius, Actinomyces naeslundii, Fusobacterium nucleatum* e *Enterococcus faecalis,* e todos os casos funcionaram quando os canais foram obstruídos até ou além do terminal.

Por outras palavras, significa que os únicos casos que falharam foram aqueles com obturação curta, confirmando que as bactérias que permaneceram no canal radicular desinfectado tiveram espaço para sobreviver, proliferar e ser responsáveis pelo insucesso endodôntico.

A obturação, com guta-percha e selante, após limpeza quimiomecânica e desinfeção com hipoclorito de sódio, também priva os microrganismos remanescentes do seu fornecimento de nutrição, reduzindo assim a sua capacidade de causar ou manter a doença. Foi também sugerido que a guta-percha tem uma certa atividade bacteriostática, talvez devido ao seu conteúdo de óxido de zinco. No entanto, a guta-percha e o cimento não devem ser utilizados isoladamente sem desinfeção e modelação prévias do sistema de canais radiculares.

Klevant e Eggink sugeriram que, mesmo que um canal radicular seja perfeitamente limpo e modelado, mas não obturação, os fluidos teciduais que se acumulam podem decompor-se e tornar-se irritantes para os tecidos periapicais, mesmo na ausência de bactérias. Por conseguinte, é necessária uma obturação completa do canal radicular, que vede o canal radicular nas três dimensões, não só para evitar fugas do material de obturação na extremidade apical, mas também para evitar fugas na extremidade coronal. No entanto, se o selamento coronal for comprometido, todo o sistema de canais radiculares pode ser reinfectado, levando ao desenvolvimento de uma lesão periapical mais uma vez.

A prática da endodontia baseada em quimioterapia, agentes antimicrobianos e mumificadores está, sem dúvida, ultrapassada. Baseava-se no conceito de que as propriedades farmacológicas do material de obturação ideal deveriam ajudar a natureza a selar os canais com tecidos calcificados ou conjuntivos. A terapia endodôntica com agentes terapêuticos químicos imprevisíveis foi substituída por técnicas biologicamente previsíveis. Enormes contribuições para a endodontia moderna foram feitas por académicos e investigadores como Prinz, Buckley, Cook, Rhei e Callahan desde o final do século XIX.

Schilder afirma que "é a vedação do complexo sistema de canais radiculares em relação ao ligamento periodontal e ao osso que garante a saúde do aparelho de fixação contra a rutura de origem endodôntica". "A lógica da Endodontia deve ser concebida para eliminar o sistema de canais radiculares como se o dente fosse extraído".

Extensão apical da obturação Junção cemento-dentinária

Muitos autores, em concordância com Grove, defendem que a obturação do canal deve parar na junção cemento-dentinária, que corresponde à constrição apical máxima. Neste ponto, termina o tecido pulpar e inicia-se o tecido do ligamento periodontal. As paredes já não são feitas de dentina, mas de cemento. Em teoria, este ponto de vista está correto, na medida em que a constrição apical deve assegurar uma boa barreira ao material de obturação, que deve respeitar ao máximo o periodonto.

Em 1929, Coolidge escreveu que o local da junção cemento-dentinária é tão variável que a sua utilização como ponto de referência é de pouca ajuda. Esta junção tem frequentemente limites pouco claros e pode ser encontrada em diferentes níveis dentro do canal radicular. A junção cemento-dentinária pode até ser encontrada na superfície externa da raiz. Skillen também enfatizou que é histologicamente impossível definir uma linha clara de demarcação entre a polpa de um lado e a "membrana periodontal" e impossível encontrar um ponto dentro do canal radicular onde o tecido pulpar termina e o tecido periodontal começa.

Confiar na sensação tátil para localizar a junção cemento-dentinária como o local da constrição apical máxima pode muitas vezes ser enganador. A constrição máxima do lúmen do canal pode ser devida à presença de um estreitamento do canal ou a uma calcificação que pode variar em distância da extremidade verdadeira. Em resumo, tanto por razões histológicas como por razões clínico-práticas, infelizmente não é possível terminar exatamente a obturação de cada vez na junção cemento-dentinária.

De acordo com Ricucci e Langeland, o limite apical da instrumentação e obturação do canal não deve ser o terminal radiográfico do canal, nem a junção cemento-dentinária ou a distância de 1 mm do ápice radiográfico, mas sim a "constrição apical",", cuja localização anatómica não pode ser determinada clinicamente com precisão (uma vez que a distância entre a constrição apical e o ápice radiográfico é "não mensurável" e "sempre variável"), mas foi demonstrada até 3.8 mm do ápice anatómico. Por outras palavras, segundo estes autores, "a instrumentação e a obturação devem terminar onde os instrumentos param".

E tudo isto em relação ao coto pulpar apical, "que é sempre vital, mesmo na presença de uma lesão apical, e se se tornar necrótico, será removido pela circulação periodontal e por uma reação de corpo estranho". De acordo com Schilder, ter um canal radicular tridimensionalmente obturado até 0,5-1 mm do terminal radiográfico do canal é, na prática, equivalente a ter preenchido completamente. Este facto conduziu ao sucesso da terapia.

Para definir a região apical, é necessário examinar a terminologia, a fim de esclarecer a confusão existente na literatura.

- O ***vértice anatómico*** é o vértice geométrico da raiz.
- O ***vértice radiográfico*** é o vértice anatómico visto na radiografia.
- A ***terminação radiográfica*** do canal refere-se ao ponto em que o instrumento endodôntico no interior do canal radicular encontra radiograficamente o perfil externo da raiz.
- O ***ápice endodôntico ou fisiológico*** indica a junção cemento-dentinária, que geralmente (mas não necessariamente) corresponde ao ponto máximo de estreitamento do lúmen do canal.
- A ***constrição apical*** é o ponto mais estreito do canal radicular, não necessariamente a junção cemento-dentinária.
- O ***forame apical*** é a abertura do canal radicular na superfície externa da raiz

Terminação radiográfica do canal

Alguns autores afirmam que é preferível estender a obturação até ao final radiográfico do canal, uma vez que isso dá a maior garantia de ter obturado todo o sistema de canais radiculares, mesmo que isso por vezes leve a uma sobre-obturação de algumas fracções de milímetro para além do ápice (fig. 1).

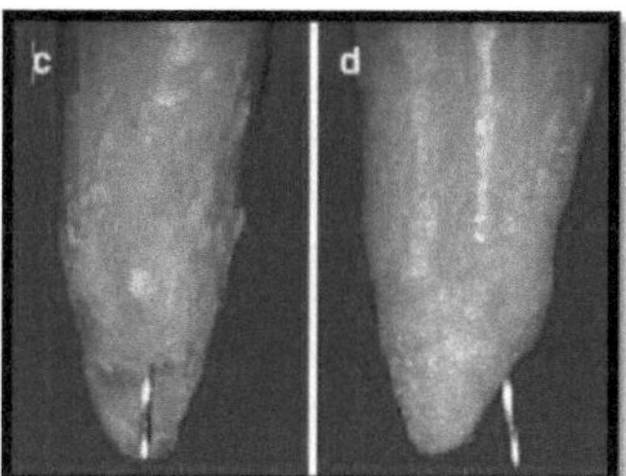

Fig 1 o forame apical deste pré-molar inferior não é visível radiograficamente. Observe a distância do forame do vértice da raiz nos aspectos vestibular (**c**) e mesial (**d**)

Canais muito curvos emergem nas raízes em pontos que não são radiograficamente visíveis, a vários milímetros de distância do ápice anatómico. Nestes casos, a obturação até à extremidade radiográfica do canal deve ser evitada, porque isso implicaria um excesso considerável. Nestes casos excepcionais, a obturação do canal radicular com 0,5-1 mm a menos também deve ser evitada, porque o material de obturação ficaria igualmente nos tecidos periapicais.

Os localizadores electrónicos do ápice são fiáveis na indicação do fim do canal, mas não na localização da junção cemento-dentinária ou da constrição apical. Os canais radiculares são rectos em cerca de 50% das vezes, e os tratamentos endodônticos são realizados no "ápice eletrónico". Nos casos em que o canal é curvo para vestibular ou lingual, são necessários localizadores electrónicos do ápice. O sucesso dos casos depende da integralidade e da tridimensionalidade da obturação, e não de uma obturação mínima excessiva ou insuficiente.

podemos concluir o seguinte: uma vez que ninguém pode assegurar a esterilidade de um determinado espaço de canal radicular, a hipótese mais segura de sucesso clínico é obtida quando os sistemas de canais radiculares, em todas as suas complexidades, são preenchidos até às suas extensões apical e lateral completas, mesmo que isso signifique que possa haver material excedente para além dos limites do espaço do canal radicular. Este facto está de acordo com os resultados de Peters et al. que demonstraram que a presença de uma cultura bacteriana positiva no momento da obturação não influenciou o resultado do tratamento.

Em conclusão, a abertura mesial ou distal do forame pode ser apreciada radiograficamente como o "terminal radiográfico do canal". A única situação em que é impossível ver radiograficamente a terminação do canal é quando o forame se encontra na face vestibular ou na face lingual da raiz. Nesses casos, a instrumentação e a obturação são realizadas no "ápice eletrónico", e o resultado final parecerá "radiograficamente curto", mas sabemos que na realidade está exatamente no forame.

Sobreenchimento e sobreextensão

É necessário fazer uma distinção entre sobre- e sub-preenchimento e entre sobre e sub-extensão. A sobre e sub extensão referem-se apenas à componente vertical da obturação para além ou aquém do forame apical. O subenchimento refere-se a uma obturação que foi efectuada de forma inadequada em todas as dimensões. A obturação excessiva refere-se a uma obturação que foi realizada em três dimensões, na qual uma pequena porção de material extrude para além do forame. A causa do insucesso nestes casos não é a ponta do cone de prata ou da guta-percha que "pica" o *periodonto,* mas sim o facto de não selar o forame apical. A cirurgia pode ser indicada, apenas para melhorar o selamento apical do sistema de canais radiculares.

Ingle afirmou que, na endodontia, se consegue uma elevada taxa de sucesso apesar das obturações excessivas. Weine afirmou que, felizmente, uma vez que a guta-percha é tão bem tolerada pelo tecido periapical, só raramente se regista um insucesso pós-tratamento em conjunto com uma obturação excessiva. Na maioria dos casos, não se registam evidências radiográficas anormais. Nalguns casos, verifica-se uma amputação real da obturação excessiva com fagocitose da massa extra.

Os casos que são rotulados de insucesso devido à presença de material para além do ápice são, na verdade, casos de subpreenchimento com sobreextensão vertical da obturação, e o insucesso depende da presença de bactérias deixadas no interior do sistema de canais radiculares que, na maioria das vezes, não foi obturado tridimensionalmente porque o forame foi transportado (forame em lágrima).

Gutierrez et al. também demonstraram em animais experimentais que a guta-percha em contacto com os tecidos e fluidos tecidulares se desintegra e é subsequentemente removida por macrófagos. Yusuf demonstrou uma inflamação em torno de pequenos pedaços de dentina e cimento encontrados para além do ápice no tecido de granulação, onde actuam como um corpo estranho. Em contraste, pequenos pedaços de amálgama ou outros materiais de obturação do canal estavam normalmente associados a uma reação fibrosa e encapsulamento, sem inflamação ativa. Isto é mais uma confirmação da tolerância dos tecidos ao material de obturação do canal. Assim, o enchimento excessivo acidental de um canal devidamente limpo, modelado e preenchido tridimensionalmente não é uma indicação para a remoção cirúrgica do excesso.

Pertot et al. demonstraram que 12 semanas após a implantação do cimento obturador no osso mandibular de animais experimentais, os macrófagos, linfócitos e células plasmáticas já não estavam presentes. Na maioria dos casos, foi observado osso novo em contacto direto com o cimento.

Trabalho de Walter Hess e radiografias pós-operatórias (fig. 2)

Em 1925, Walter Hess e Ernst Zürcher publicaram um famoso livro sobre a anatomia dos canais radiculares depois de injectarem borracha vulcanizada nos canais radiculares de 2.790 dentes e de os tornarem transparentes. As imagens mostraram como a anatomia dos canais radiculares é complexa e bizarra.

Angelo Sargenti desenvolveu um selador "mágico" contendo paraformaldeído que "mumificava" todo o conteúdo da anatomia "louca": tecido pulpar e bactérias, para que os clínicos não tivessem que se preocupar com a limpeza, moldagem e obturação dos canais laterais, istmos, bifurcações, etc. Herbert Schilder, por outro lado, ensinou que com instrumentos, podemos trabalhar e moldar o canal que pode ser negociado, enquanto que com soluções irrigantes como o hipoclorito de sódio, podemos remover todos os materiais orgânicos presentes na restante anatomia complexa do canal radicular.

Quando o espaço estiver completamente vazio, podemos preenchê-lo com um material termoplastificado compactado verticalmente. A massa de guta-percha amolecida, que está a ser compactada verticalmente na preparação do canal de forma cónica, assume automaticamente um componente lateral de força.

A importância da obturação dos canais laterais

Se acreditamos nas comunicações entre o endodonto e o periodonto e no seu papel como "portais de saída" da patologia, então devemos concordar que todos os portais de saída têm a mesma importância e a mesma responsabilidade na determinação do início e do crescimento das lesões de origem endodôntica.

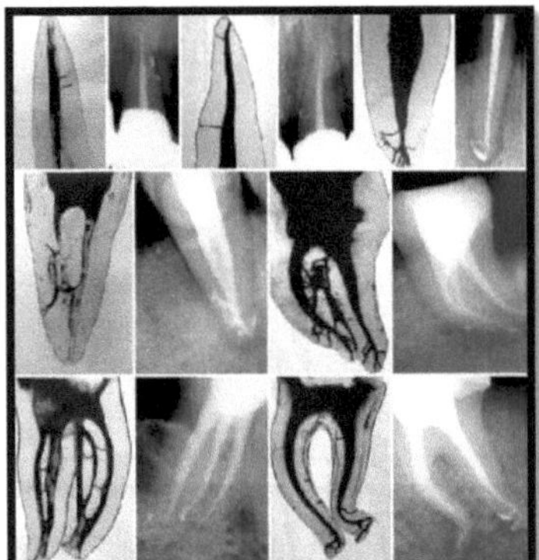
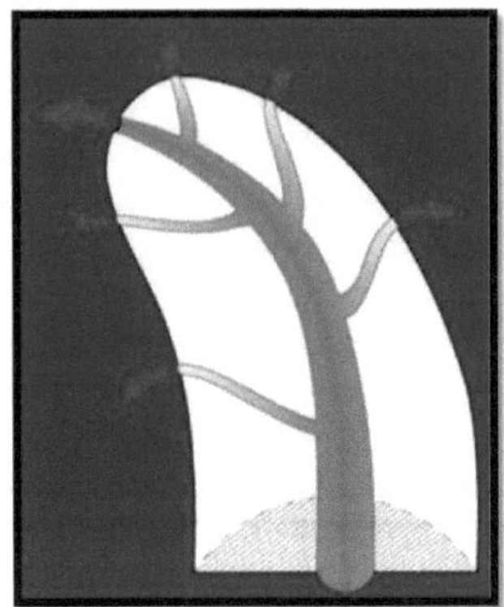

Fig 2 Imagens originais do trabalho de Hess que mostram a morfologia interna de diferentes dentes, seguidas de radiografias pós-operatórias que mostram uma anatomia semelhante

Fig 3 Cada portal de saída do sistema de canais radiculares, ou seja, cada forame, torna-se o local de entrada de toxinas bacterianas e produtos de degradação dos tecidos no ligamento periodontal

As bactérias não fazem qualquer diferença se estão no canal principal ou num canal lateral. Elas precisam de ser eliminadas e a "abertura lateral" precisa de ser selada exatamente como o forame apical principal. Os canais laterais não requerem qualquer esforço especial ou qualquer instrumentação específica. A solução irrigadora, se utilizada corretamente, irá digerir o seu conteúdo e o material obturador amolecido e compactado verticalmente irá selá-los automaticamente. Uma vez que estes canais acessórios não são moldados, não têm qualquer conicidade e, por conseguinte, não há forma de controlar a extensão "apical" do material obturador. Por isso, é frequente observar-se uma pequena extrusão de selante.

Capítulo 15

A configuração do canal, as formas de secção transversal, as irregularidades e as curvaturas têm um impacto significativo no sucesso dos procedimentos endodônticos, quer sejam cirúrgicos ou não cirúrgicos.

É difícil limpar e desinfetar completamente o sistema de canais radiculares devido à elevada frequência de aletas e à comunicação entre canais na mesma raiz. Além disso, vários factores, como o envelhecimento, a patologia, a oclusão e a deposição de dentina, podem tornar ainda mais difícil a modelação e a limpeza dos canais radiculares. Por conseguinte, o objetivo do tratamento deve ser minimizar o nível de contaminação tanto quanto possível e selar quaisquer microrganismos remanescentes. É aconselhável interpretar cuidadosamente as radiografias angulares ou os exames tomográficos, preparar o acesso adequado e inspecionar o pavimento da câmara pulpar com ampliação e iluminação de alta intensidade para melhorar os resultados do tratamento.

A gestão clínica de anatomias complexas dos canais é um procedimento desafiante que depende da proficiência individual no domínio de técnicas e dispositivos tecnológicos específicos. Por vezes, são necessárias várias consultas e um armamentário especial. Por conseguinte, uma vez identificada a anomalia no pré-operatório, tem de ser dado outro passo difícil no sentido de negociar corretamente a anatomia do canal. Obviamente, existem anatomias de canal mais desafiadoras do que outras, como as dos pré-molares inferiores, raízes mesiovestibulares dos molares superiores e raízes mesiais dos molares inferiores. Nestes casos, lidar com sistemas tão complexos também aumenta o risco de eventos iatrogénicos. Portanto, esses riscos devem ser avaliados no pré-operatório e devem incluir comprimento e espessura da raiz, curvaturas, calcificação, número de raízes e canais, acessibilidade do dente, cooperação do paciente, diâmetro do canal, concavidades radiculares (sulcos), istmos, estado periodontal, capacidade de restauração dos dentes, entre outros. Uma vez consideradas estas questões anatómicas e clínicas, é possível traçar uma multiplicidade de cenários possíveis e planear um tratamento adequado. Neste capítulo, iremos discutir várias dicas baseadas na experiência clínica de clínicos experientes, com o objetivo de diagnosticar e lidar com diferentes complexidades anatómicas dos canais.

Relato de caso 1 Morfologia aberrante do canal radicular

Informação do doente

- Idade: 18 anos Sexo: masculino Historial médico: Não contributivo

Dente

- Identificação: Segundo pré-molar inferior esquerdo (dente 35).
- Antecedentes dentários: foi iniciada recentemente uma terapia de canal no lado esquerdo da mandíbula. O paciente foi encaminhado com um instrumento separado no interior do canal radicular.
- Achados do exame clínico: assintomático, dente temporariamente restaurado (Fig.1a, h). Sem trato sinusal, sem inchaço, sem dor à palpação vestibular, tecidos moles dentro dos limites normais. Profundidades de sondagem dentro de 3-4 mm e sem sensibilidade à percussão.
- Avaliação radiológica pré-operatória: terapia previamente iniciada com um instrumento separado no sistema de canais radiculares (Fig.1b). Ligamento periodontal alargado, lâmina dura interrompida e radiolucidez apical associada ao dente 35.
- Diagnóstico: terapia previamente iniciada com periodontite apical assintomática.

Plano de tratamento

Tratamento endodôntico não cirúrgico

- Procedimentos preliminares: anestesia local, isolamento do dique de borracha, remoção da restauração provisória, acesso ao canal. Foi utilizado um microscópio operatório dentário durante todos os procedimentos.
- Preparo do canal: instrumento separado e três orifícios do canal (dois vestibulares e um lingual) foram identificados no terço médio, e uma negociação inicial foi feita com as limas K tamanhos 08 e 10. O comprimento de trabalho foi estabelecido com um localizador apical. A preparação foi efectuada com o ProTaper Next X3. O canal lingual fundiu-se com o mesiobucal apicalmente.
- Irrigação: irrigação com seringa (agulha 30G) com NaOCl a 5,25% morno alternado com EDTA a 17%.
- Protocolo de irrigação final: NaOCl a 5,25% com ativação ultra-sónica (IrriSafe; Acteon) durante 30 s por canal, seguido de EDTA a 17% e NaOCl a 5,25%.
- Obturação: guta-percha e vedante AH Plus (compactação vertical quente) (Fig.1c-g).
- Informação adicional: selamento intra-coronal com ionómero de vidro modificado por resina seguido de restauração onlay em cerâmica (Fig.1i-l).

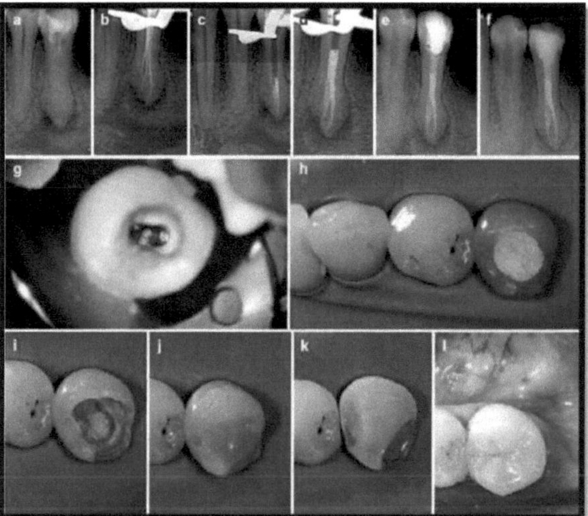

Fig.1 Tratamento endodôntico não cirúrgico de um segundo pré-molar inferior esquerdo com anatomia apical complexa por Diogo Guerreiro

Aspectos técnicos

Devido a um sistema de canais estreito e a curvaturas abruptas ao nível do orifício da trifurcação, o médico deve estar ciente desta caraterística anatómica antes de iniciar o tratamento. As radiografias periapicais pré-operatórias em diferentes angulações ou uma tomografia são importantes para o plano de tratamento. A utilização de ampliação é imperativa para identificar os orifícios do canal no terço médio do sistema de canais radiculares e evitar a remoção excessiva da estrutura dentária. Após a ampliação do canal principal até ao terço médio com uma ponta ultra-sónica (Start-X #2, MailleferDentsply), foi utilizada a vibração direta com uma ponta ultra-sónica ET40 (Satelec/Acteon) a baixa potência e sem irrigação para remover o instrumento separado. Em seguida, os canais foram inicialmente negociados com limas prebendidas manuais e alargados com limas rotativas.

<u>**Relato de caso 2 Tratamento de radix enteromolaris**</u>

Informação do doente

- Idade: 19 anos Sexo: feminino Historial médico: Não contributivo

- <u>Identificação</u>: primeiro molar inferior esquerdo (dente 36).
- <u>História dentária</u>: obturação recente com compósito do dente 36 e do dente

37 cariado. O paciente queixou-se de que o maxilar inferior estava "muito sensível ao frio e à mordedura" após a restauração do dente 36.

• Achados do exame clínico: ligeiro desconforto à percussão e palpação da mucosa bucal. Dor persistente ao teste de sensibilidade (frio). Ausência de trato sinusal e tecidos moles dentro dos limites normais. Profundidades de sondagem de 3-4 mm.

• Avaliação radiológica pré-operatória: proximidade da resina composta com a polpa e a

ligamento periodontal alargado. Foi identificada uma raiz distal adicional (Fig.2a, b).

• Diagnóstico: pulpite irreversível com periodontite apical sintomática.

Plano de tratamento

Tratamento endodôntico não cirúrgico

• Procedimentos preliminares: anestesia local; isolamento com dique de borracha; acesso realizado com uma broca cónica de diamante e as margens da cavidade de acesso foram refinadas com uma ponta ultra-sónica (Start-X #2; Maillefer Dentsply).

Foi utilizado um microscópio operatório dentário durante todos os procedimentos.

• Preparação do canal: exploração inicial e patência efectuadas com limas K de tamanhos 08 e 10. O comprimento de trabalho foi estabelecido com um localizador apical. Os canais foram alargados com ProTaper Next X2 (Maillefer Dentsply) (Fig.2e).

• Irrigação: irrigação com seringa (agulha 30G) com NaOCl a 5,25% morno alternado com EDTA a 17% (Fig.2f).

• Protocolo de irrigação final: NaOCl a 5,25% com ativação ultra-sónica (IrriSafe; Acteon) durante 30 s por canal, seguido de EDTA a 17% e NaOCl a 5,25%.

• Obturação: guta-percha e vedante AH Plus (compactação vertical quente) (Fig. 2c, d, g).

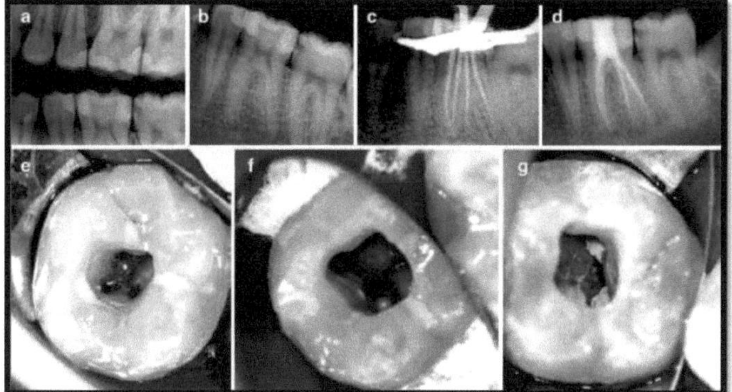

Fig.2 Tratamento endodôntico não cirúrgico de um primeiro molar inferior esquerdo com *radix entomolaris* por Diogo Guerreiro

Aspectos técnicos

Este caso é único porque está presente uma raiz extra, localizada distalmente e conhecida como radix entomolaris. É importante diagnosticar com exatidão esta raiz supranumerária para evitar complicações durante o tratamento do canal radicular. A falta de anatomia é a complicação mais comum, que pode ser evitada através da realização de várias radiografias periapicais anguladas ou de uma tomografia. Deve notar-se que o orifício da raiz extra está localizado disto- a mesiolingualmente do canal principal da raiz distal, o que altera a tradicional cavidade de acesso trapezoidal para uma forma de contorno mais retangular. Além disso, a inclinação da raiz ou a curvatura do canal no terço apical destas raízes é grave, pelo que o clínico deve estar ciente desta anatomia para evitar contratempos comuns, como o transporte do canal, a perda do comprimento de trabalho e a separação do instrumento.

Relato de caso 3 Gestão de um canal em forma de C

Informação do doente

- Idade: 20 anos Sexo: feminino Historial médico: Não contributivo

Dente

- Identificação: segundo molar superior esquerdo (dente 27).
- Antecedentes dentários: tratamento endodôntico iniciado uma semana antes e queixa do doente de "dor incómoda constante".
- Resultados do exame clínico: restauração temporária. Ligeiro desconforto à palpação da mucosa bucal e dor à percussão. Sem trato sinusal e tecidos moles dentro dos limites normais. Profundidades de sondagem dentro de 3-4 mm.

• Avaliação radiológica pré-operatória: tratamento de canal previamente iniciado e ligamento periodontal alargado (Fig.3a).
• Diagnóstico: tratamento de canal previamente iniciado associado a uma periodontite apical sintomática.

Plano de tratamento
Tratamento endodôntico não cirúrgico

• Procedimentos preliminares: anestesia local; isolamento do dique de borracha; remoção da restauração provisória; preparação do acesso. Foi utilizado um microscópio operatório dentário durante todos os procedimentos.
• Preparação do canal: após a preparação do canal palatino, os orifícios do canal mesio- e distobucal em forma de C foram expostos utilizando uma ponta ultra-sónica (Start-X #2; MailleferDentsply). A patência foi obtida com um tamanho

10 e o comprimento de trabalho estabelecido com um localizador apical (Fig. 3b). A trajetória de deslizamento e a pré-destruição foram realizadas manualmente com uma lima K de tamanho 20, e os canais foram alargados com uma ProTaper Universal F2 (Maillefer Dentsply) (Fig. 3f, g).
• Irrigação: irrigação com seringa (agulha 30G) com NaOCl a 5,25% morno alternado com EDTA a 17%.
• Protocolo de irrigação final: NaOCl a 5,25% com ativação ultra-sónica (IrriSafe; Acteon) durante três vezes e 30 s por canal, seguido de EDTA a 17% e NaOCl a 5,25%.
• Obturação: guta-percha e AH Plus sealer (compactação vertical quente) com especial atenção à injeção de backfill de guta-percha no sistema vestibular em forma de C (Fig.c-e, h).

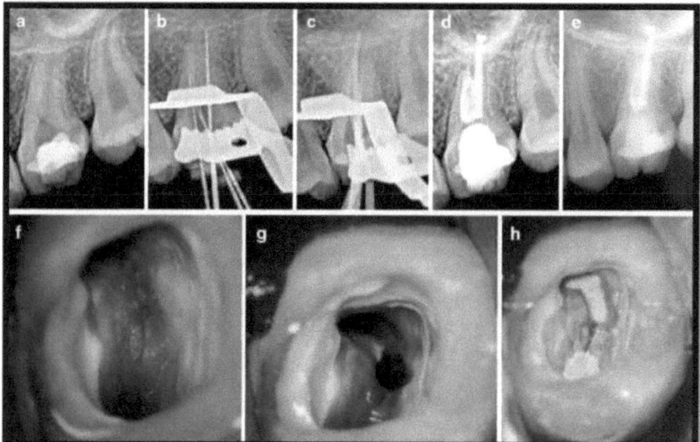

Fig.3 Tratamento endodôntico não cirúrgico de um segundo molar superior esquerdo com configuração de canal em forma de C por Diogo Guerreiro

Aspectos técnicos

Este tipo particular de anatomia dentária é classificado como subtipo B1, com base na localização do canal radicular fundido no molar superior em forma de C (como ilustrado na Fig. 3g). Ocorre quando os canais mesiovestibular e distovestibular se fundem para criar um sistema de canais semilunares, com sua curvatura voltada para o canal palatino. Embora este tipo de anatomia dentária não seja comum nos molares superiores, os médicos dentistas devem estar cientes da sua existência e dos desafios que coloca. A identificação desta anatomia única pode exigir várias radiografias periapicais em ângulo para traçar o ligamento periodontal e localizar a fusão radicular. Limpar, moldar e selar uma anatomia tão complexa pode ser difícil, levando a um risco de fracasso da terapia endodôntica. Além disso, as configurações em forma de C são difíceis de limpar apenas com a irrigação com seringa. Assim, é importante utilizar a ativação ultra-sónica e uma quantidade significativa de solução de irrigação para limpar a área do istmo entre os canais vestibulares.

Relato de caso 4 3 raiz em pré-molar inferior

Informação do doente

- Idade: 30 anos Sexo: masculino. Historial médico: Não contributivo.

Dente

- Identificação: Segundo pré-molar inferior esquerdo (dente 35).
- História dentária: a coroa do dente estava partida e o paciente sentia dor ao morder.

• Exame clínico: o dente era doloroso à percussão. Os testes de vitalidade térmica e eléctrica foram negativos.

• Avaliação radiológica pré-operatória: imagem pouco nítida de raízes sobrepostas (Fig. 4a).

• Diagnóstico: necrose pulpar e periodontite apical sintomática.

Plano de tratamento

• Procedimentos preliminares: anestesia local; colocação de dique de borracha; remoção de cáries ao microscópio (Fig. 4b); preparação da cavidade de acesso alargada mesiobucalmente para facilitar a negociação dos canais mesio- e distobucais (Fig. 4e).

-Radiografia: o comprimento de trabalho sugeria que os canais mesiovestibulares se uniam num portal de saída comum (Fig.4c, d).

• Preparação do canal: Foram utilizados instrumentos rotativos Hyflex Controlled Memory num protocolo de comprimento único até um alargamento apical de 35/04.

• Irrigação: Irrigação com seringa (agulha de ponta ranhurada 27G) de NaOCl a 6%.

• Protocolo de irrigação final: foi colocada uma ponta capilar no canal mesiobucal e foram administradas grandes quantidades de NaOCl a 6% fresco através da anatomia de interligação. Para o canal lingual, foi utilizada irrigação por pressão negativa (sistema EndoVac). De seguida, os canais foram inundados com EDTA 17% durante 2 min, seguido de água esterilizada (Fig. 4f).

-Obturação: técnica de onda contínua de condensação. Três cones de gutapercha média fina foram ajustados para se adaptarem ao terço apical de todos os canais, e o sistema de canais radiculares foi revestido com um selante à base de resina (Fig. 4g-j).

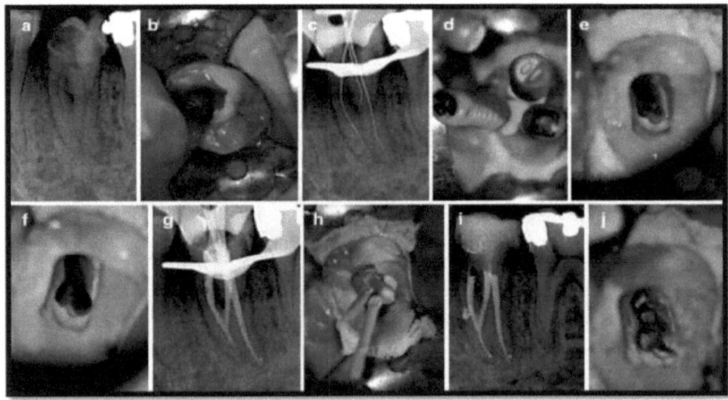

Fig.4 Tratamento endodôntico não cirúrgico de um segundo pré-molar esquerdo mandibular com três raízes, por Antonis Chaniotis

Aspectos técnicos

Imagens radiográficas pouco nítidas de raízes sobrepostas são frequentemente encontradas em pré-molares inferiores, o que pode indicar a presença de raízes ou canais adicionais. Para detetar e tratar com precisão a anatomia adicional, recomenda-se uma preparação da cavidade de acesso alargado sob ampliação. Os operadores podem também utilizar a cor mais escura da base da polpa e as linhas de transição entre a base da polpa e as paredes axiais como guia para detetar os orifícios dos canais. A irrigação por pressão negativa modificada dos sistemas de canais interligados pode ser benéfica para uma desinfeção mais segura e eficaz do sistema de canais.

<u>Relato de caso 5</u>

Informação do doente

- Idade: 49 anos Sexo: masculino Historial médico: Não contributivo.

Dente

- <u>Identificação</u>: segundo molar superior esquerdo (dente 27).
- <u>História dentária</u>: tratamento endodôntico iniciado pelo dentista geral que o referiu após observar a morfologia invulgar do canal (Fig.5a).
- <u>Achados do exame clínico</u>: o dente tinha uma coroa de formato normal e uma obturação temporária fracturada mesiodistalmente. Apresentava uma ligeira sensibilidade à percussão. A sondagem e a mobilidade periodontal estavam dentro dos limites fisiológicos, sem evidência de edema ou trato sinusal.
- <u>Avaliação radiológica pré-operatória</u>: um dente de raiz única bulboso com um assoalho pulpar localizado apicalmente, sugestivo de hiper taurodontismo (Fig.5a).
- <u>Diagnóstico</u>: iniciou tratamento endodôntico com periodontite apical sintomática.

Plano de tratamento

- <u>Procedimentos preliminares</u>: anestesia local, construção da parede disto-oclusal com resina composta, colocação de dique de borracha seguido de abertura de acesso modificada com pontas ultra-sónicas (RS 2; SybronEndo) (Fig.5b). Foi utilizado um microscópio operatório dentário durante todos os procedimentos.
- <u>Preparo do canal</u>: a câmara pulpar foi explorada com uma Micro-Opener

tamanho 10.04 (Dentsply Maillefer) para identificar os orifícios dos canais mesiovestibular (MB1, MB2), distovestibular (DB) e palatino (P) (Fig.5c-e). Após a determinação do comprimento de trabalho (Fig. 5f), foi encontrado um quarto orifício do canal junto ao canal mesiovestibular. O instrumento ProGlider foi utilizado para criar o trajeto de deslizamento, enquanto o ProTaper Universal foi utilizado até F3 para moldar os canais vestibulares e F4 para o canal palatino.

- Irrigação: seringa de irrigação positiva com NaOCl a 3%.
- Protocolo de irrigação final: NaOCl a 3% com ativação ultra-sónica (5 × 30 s por canal; IrriSafe) e enxaguamento final com EDTA a 17%, NaOCl a 3%, solução salina normal seguida de clorexidina a 2% durante 1 min.

- Obturação: pré-seleção dos êmbolos manuais (Buchanan Hand Pluggers; SybronEndo) e da agulha da unidade de preenchimento B&L Beta (Biotech). Foi utilizado um selante à base de hidróxido de cálcio (Sealapex), e a guta-percha foi esguichada nos canais (Fig. 5g-i).

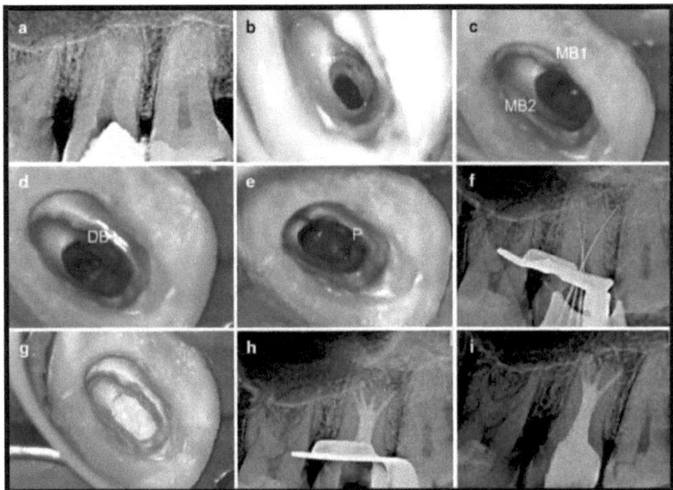

Fig. 5 Tratamento endodôntico não cirúrgico de um segundo molar superior esquerdo com hiper taurodontismo por Jojo Kottoor

Aspectos técnicos

Durante a reentrada inicial na câmara, observou-se um sangramento excessivo, o que sugeria uma perfuração (Fig. 13.8b). Entretanto, essa é uma apresentação comum de tecido pulpar inflamado em dentes taurodônticos. É importante abordar cada dente taurodôntico com cautela, pois eles podem ter canais radiculares anómalos em termos de forma e número. Uma exploração inadvertida e não específica pode levar a um corte indesejado da parede da câmara. Uma vez que os canais tinham origem no terço apical, a alteração da posição/angulação do espelho permitiu uma visualização e exploração adequadas no interior da câmara pulpar. O microscópio melhorou a visualização do assoalho pulpar através de uma melhor iluminação das profundidades da cavidade, em combinação com o uso de micro-abridores e ultra-sons. Devido à complexidade da anatomia do canal radicular e à proximidade dos orifícios vestibulares, o sistema de canais radiculares foi obturado por esguicho de guta-percha aquecida.

Capítulo 16

1. Ahmed, H.M. e Abbott, P.V., 2012. Raízes acessórias em dentes molares superiores: uma revisão e considerações endodônticas. *Australian Dental Journal,* 57(2), pp.123131; quiz 248.
2. Ahmed, H.M.A. e Hashem, A.A., 2016. Raízes acessórias e canais radiculares em dentes anteriores humanos: uma revisão e considerações clínicas. *Revista Internacional de Endodontia,* 49, pp.724-736.
3. Barrington, C., 2015. Desobstrução de um dente para expor a anatomia interna. *Endodontic Practice USA,* 8, pp.18-23.
4. Black, G.V., 1890. Descriptive anatomy of the human teeth (Anatomia descritiva dos dentes humanos). Philadelphia: The Wilmington Dental Manufacturing Co.
5. Burch, J.G. e Hulen, S., 1972. A relação do forame apical com o ápice anatómico da raiz do dente. *Cirurgia Oral, Medicina Oral, Patologia Oral,* 34(2), pp.262-268.
6. Cooke, H.G. 3rd e Cox, F.L., 1979. Configurações de canais em forma de C em molares mandibulares. *Journal of the American Dental Association,* 99(5), pp.836-839.
7. De Deus, Q.D., 1975. Frequência, localização e direção dos canais laterais, secundários e acessórios. *Jornal de Endodontia,* 1(11), pp.361-366.
8. Dummer, P.M., McGinn, J.H. e Rees, D.G., 1984. A posição e a topografia da constrição do canal apical e do forame apical. *International Endodontic Journal,* 17(4), pp.192-198.
9. Endal, U., Shen, Y., Knut, A., Gao, Y. e Haapasalo, M., 2011. Um estudo tomográfico computorizado de alta resolução das alterações na área do istmo do canal radicular por instrumentação e obturação radicular. *Jornal de Endodontia,* 37(2), pp.223-227.
10. Estrela, C., Rabelo, L.E., de Souza, J.B., Alencar, A.H., Estrela, C.R., Sousa Neto, M.D. e Pécora, J.D., 2015. Frequência de Isthmi do Canal Radicular em Dentes Permanentes Humanos Determinada por Tomografia Computadorizada de Feixe Cônico. *Journal of Endodontics,* 41(9), pp.1535-1539.
11. Fan, B., Cheung, G.S., Fan, M., Gutmann, J.L. e Bian, Z., 2004. Sistema de canais em forma de C em segundos molares inferiores: Parte I - Caraterísticas anatómicas. *Journal of Endodontics,* 30(12), pp.899-903.
12. Fan, B., Cheung, G.S., Fan, M., Gutmann, J.L. e Bian, Z., 2004. Sistema de canais em forma de C em segundos molares inferiores: Parte I - Caraterísticas anatómicas. *Jornal de Endodontia,* 30(12), pp.899-903.
13. Fan, B., Min, Y., Lu, G., Yang, J., Cheung, G.S. e Gutmann, J.L., 2009.

Negociação de sistemas de canais em forma de C em segundos molares inferiores. *Journal of Endodontics,* 35(7), pp.1003-1008.

14. Fan, B., Pan, Y., Gao, Y., Fang, F., Wu, Q. e Gutmann, J.L., 2010. Análise morfológica tridimensional de istmos nas raízes mesiais de molares inferiores. *Journal of Endodontics,* 36(11), pp.1866-1869.
15. Filpo-Perez, C., Bramante, C.M., Villas-Boas, M.H., Húngaro Duarte, M.A., Versiani, M.A. e Ordinola-Zapata, R., 2015. Análise tomográfica microcomputada da morfologia do canal radicular da raiz distal do primeiro molar inferior. *Journal of Endodontics*, 41(2), pp.231-236.
16. Foster, B.L., 2017. Sobre a descoberta do cemento. *Jornal de Investigação Periodontal,* 52(4), pp.666-68.
17. Gilles, J. e Reader, A., 1990. Uma investigação SEM do canal mesiolingual em primeiros e segundos molares superiores humanos. *Cirurgia Oral, Medicina Oral, Patologia Oral,* 70(5), pp.638-43.
18. Gu, Y., Lu, Q., Wang, H., Ding, Y., Wang, P. e Ni, L., 2010. Morfologia do canal radicular de primeiros molares inferiores permanentes com três raízes - parte I: assoalho pulpar e sistema de canais radiculares. *Jornal de Endodontia,* 36(6), pp.990-994.
19. Gu, Y., Lu, Q., Wang, P. e Ni, L., 2010. Morfologia do canal radicular de primeiros molares inferiores permanentes com três raízes: Parte II - medição das curvaturas do canal radicular. *Jornal de Endodontia,* 36(8), pp.1341-1346.
20. Guo, J., Vahidnia, A., Sedghizadeh, P. e Enciso, R., 2014. Avaliação da morfologia da raiz e do canal dos primeiros molares permanentes superiores numa população norte-americana através de tomografia computorizada de feixe cónico. *Journal of Endodontics*, 40(5), pp.635-639.
21. Gulabivala, K., Aung, T. H., Alavi, A., & Ng, Y. L. 2001. Morfologia da raiz e do canal dos molares mandibulares birmaneses. International Endodontic Journal, 34(5), pp. 359370.
22. Harris, S.P., Bowles, W.R., Fok, A. e McClanahan, S.B., 2013. Uma investigação anatómica do primeiro molar inferior utilizando a tomografia micro-computada. *Jornal de Endodontia,* 39(11), pp.1374-1378.
23. Hsu, YY e Kim, S., 1997. A superfície radicular ressecada. A questão dos istmos dos canais. *Dental Clinics of North America,* 41, pp.529-540.
24. Hunter, J., 1771. The natural history of the human teeth. Explicando a sua estrutura, uso, formação, crescimento e doenças. Londres: J. Johnson.
25. Hunter, W., 1900. Oral Sepsis as a Cause of Disease. *British Medical Journal,* 28 de julho, 2(2065), pp.215-16.
26. Jafarzadeh, H., Azarpazhooh, A. e Mayhall, J.T., 2008. Taurodontismo:

uma revisão da condição e dos desafios do tratamento endodôntico. *Jornal Internacional de Endodontia,* 41(5), pp.375-388.

27. Jin, G.C., Lee, S.J. e Roh, B.D., 2006. Estudo anatómico de canais em forma de C em segundos molares inferiores através da análise de tomografia computorizada. *Jornal de Endodontia,* 32(1), pp.10-13.
28. Jung, I.Y., Seo, M.A., Fouad, A.F., Spângberg, L.S., Lee, S.J., Kim, H.J. e Kum, K.Y., 2005. Anatomia apical em raízes mesiais e mesiobucais de primeiros molares permanentes. *Journal of Endodontics,* 31(5), pp.364-368.
29. Kim, Y., Lee, S.J. e Woo, J., 2012. Morfologia dos primeiros e segundos molares superiores analisados por tomografia computorizada de feixe cónico numa população coreana: variações no número de raízes e canais e a incidência de fusão. *Journal of Endodontics,* 38(8), pp.1063-1068.
30. Kottoor, J., Albuquerque, D.V. e Velmurugan, N., 2012. Uma nova nomenclatura com base anatómica para as raízes e canais radiculares - parte 1: molares superiores. *International Journal of Dentistry,* 2012, p.120565.
31. Krasner, P. e Rankow, H.J., 2004. Anatomia do assoalho da câmara pulpar. *Journal of Endodontics,* 30(1), pp.5-16.
32. Kuttler, Y., 1955. Investigação microscópica dos ápices radiculares. *Journal of the American Dental Association,* 50(5), pp.544-552.
33. Lambrianidis, T., Lyroudia, K., Pandelidou, O. e Nicolaou, A., 2001. Avaliação de radiografias periapicais no reconhecimento de segundos molares inferiores em forma de C. *International Endodontic Journal*, 34(6), pp.458-462.
34. Langeland, K., 1967. A base histopatológica no tratamento endodôntico. *Dental Clinics of North America*, novembro, pp.491-520.
35. Laux, M., Abbott, P.V., Pajarola, G. e Nair, P.N., 2000. Reabsorção radicular inflamatória apical: uma avaliação radiográfica e histológica correlativa. *International Endodontic Journal*, 33(6), pp.483-493.
36. Malentacca, A. e Lajolo, C., 2015. Uma nova técnica para fazer dentes transparentes sem descalcificar: descrição da metodologia e avaliação da microdureza. *Anais de Anatomia,* 197, pp.11-15.
37. Mannocci, F., Peru, M., Sherriff, M., Cook, R. e Pitt Ford, T.R., 2005. Os istmos da raiz mesial de molares inferiores: um estudo tomográfico micro-computado. *International Endodontic Journal,* 38(8), pp.558-563.
38. Marshall, S.J., Balooch, M., Habelitz, S., Balooch, G., Gallagher, R. e Marshall, G.W., 2003. The dentin-enamel junction-a natural, multilevel interface. *Jornal da Sociedade Europeia de Cerâmica,* 23(15), pp.2897-2904.
39. Mauger, M.J., Schindler, W.G. e Walker, W.A. 3rd, 1998. Uma avaliação

da morfologia do canal em diferentes níveis de ressecção radicular em incisivos mandibulares. *Jornal de Endodontia,* 24(9), pp.607-609.

40. Melton, D.C., Krell, K.V. e Fuller, M.W., 1991. Caraterísticas anatómicas e histológicas dos canais em forma de C nos segundos molares inferiores. *Journal of Endodontics,* 17(8), pp.384-388.
41. Mizutani, T., Ohno, N. e Nakamura, H., 1992. Estudo anatómico do ápice radicular nos dentes anteriores maxilares. *Journal of Endodontics,* 18(7), pp.344-347.
42. Montoya, C., Arango-Santander, S., Peláez-Vargas, A., Arola, D. e Ossa, E.A., 2015. Efeito do envelhecimento na microestrutura, dureza e composição química da dentina. *Arquivos de Biologia Oral,* 60(12), pp.1811-1820.
43. Nanci, A. e Ten Cate, A.R., 2013. *Histologia oral de Ten Cate: desenvolvimento, estrutura e função.* 8ª ed. St. Louis, MO: Elsevier.
44. Nekoofar, M.H., Ghandi, M.M., Hayes, S.J. e Dummer, P.M., 2006. Os princípios fundamentais de funcionamento dos dispositivos electrónicos de medição do comprimento do canal radicular. *International Endodontic Journal,* 39(8), pp.595-609.
45. Nielsen, R.B., Alyassin, A.M., Peters, D.D., Carnes, D.L. e Lancaster, J., 1995. Tomografia microcomputada: um sistema avançado para investigação endodôntica detalhada. *Journal of Endodontics,* 21(11), pp.561 -568.
46. Nosrat, A., Deschenes, R.J., Tordik, P.A., Hicks, M.L. e Fouad, A.F., 2015. Canais mesiais médios em molares inferiores: incidência e factores relacionados. *Jornal de Endodontia*, 41(1), pp.28-32.
47. Paqué, F., Luder, H.U., Sener, B. e Zehnder, M., 2006. A esclerose tubular, mais do que a smear layer, impede a penetração do corante na dentina dos canais radiculares instrumentados endodonticamente. *International Endodontic Journal,* 39(1), pp.18-25.
48. Patel, S., 2009. Novas dimensões na imagiologia endodôntica: Parte 2. Tomografia computorizada de feixe cónico. *International Endodontic Journal*, 42(6), pp.463-475.
49. Peiris, H.R., Pitakotuwage, T.N., Takahashi, M., Sasaki, K. e Kanazawa, E., 2008. Morfologia do canal radicular de molares permanentes inferiores em diferentes idades. *International Endodontic Journal*, 41(10), pp.828-835.
50. Peters, O.A., Peters, C.I. e Basrani, B., 2016. Limpeza e modelação do sistema de canais radiculares. Em: Hargreaves, K.M. e Berman, L.H., eds. *Cohen's pathways of the pulp (Vias da polpa de Cohen).* St. Louis: Elsevier, pp.209-279.
51. Pomeranz, H.H., Eidelman, D.L. e Goldberg, M.G., 1981. Considerações sobre o tratamento do canal mesial médio dos primeiros

e segundos molares inferiores. *Journal of Endodontics,* 7(12), pp.565-568.

52. Rhodes, J.S., Ford, T.R., Lynch, J.A., Liepins, P.J. e Curtis, R.V., 1999. Tomografia microcomputada: uma nova ferramenta para a endodontologia experimental. *International Endodontic Journal,* 32, pp.165-170.

53. Robertson, D., Leeb, I.J., McKee, M. e Brewer, E., 1980. Uma técnica de desobstrução para o estudo dos sistemas de canais radiculares. *Journal of Endodontics,* 6(1), pp.421 -424.

54. Robertson, D.C. e Leeb, I.J., 1982. A avaliação de um sistema de modelo de dente transparente para a avaliação de dentes preenchidos endodonticamente. *Jornal de Endodontia,* 8(7), pp.317-321.

5 5.Scarfe, W.C., Levin, M.D., Gane, D. e Farman, A.G., 2009. Utilização da tomografia computorizada de feixe cónico em endodontia. *International Journal of Dentistry,* 2009, p.634567.

56. Schellenberg, U., Krey, G., Bosshardt, D. e Nair, P.N., 1992. Densidade numérica dos túbulos dentinários na parede pulpar de pré-molares e terceiros molares permanentes humanos. *Journal of Endodontics,* 18(3), pp.104-109.

57. Shemesh, A., Levin, A., Katzenell, V., Itzhak, J.B., Levinson, O. e Solomonov, M., 2017. Canais em forma de C - prevalência e configuração do canal radicular por avaliação de tomografia computadorizada de feixe cônico em primeiro e segundo molares inferiores - um estudo transversal. *Clinical Oral Investigations,* 21(6), pp.2039-2044.

5 8.Somma, F., Leoni, D., Plotino, G., Grande, N.M. e Plasschaert, A., 2009. Morfologia do canal radicular da raiz mesiovestibular dos primeiros molares superiores: uma análise tomográfica microcomputada. *International Endodontic Journal,* 42(2), pp.165174.

5 9.Stein, T.J. e Corcoran, J.F., 1990. Anatomia do ápice da raiz e suas alterações histológicas com a idade. *Cirurgia Oral, Medicina Oral, Patologia Oral,* 69(2), pp.238242.

60. Tjaderhane, L., Koivumaki, S., Paakkonen, V., Ilvesaro, J., Soini, Y., Salo, T., Metsikko, K. e Tuukkanen, J., 2013. Polaridade dos odontoblastos humanos maduros. *Journal of Dental Research,* 92(11), pp.1011-6.

61. Valeriano Albuquerque, D., Kottoor, J. e Velmurugan, N., 2012. Uma nova nomenclatura com base anatómica para as raízes e canais radiculares - parte 2: molares mandibulares. *International Journal of Dentistry,* 2012, p.814789.

62. Vasiliadis, L., Darling, A.I. e Levers, B.G., 1983. A quantidade e a distribuição da dentina radicular humana esclerótica. *Arquivos de*

Biologia Oral, 28, pp.645-649.

63. Venturi, M., Prati, C., Capelli, G., Falconi, M. e Breschi, L., 2003. Uma análise preliminar da morfologia dos canais laterais após a obturação dos canais radiculares utilizando uma técnica de desobstrução dentária. *International Endodontic Journal,* 36(1), pp.54-63.
64. Versiani, M.A., Pécora, J.D. e de Sousa-Neto, M.D., 2012. Morfologia da raiz e do canal radicular de segundos molares superiores quadri-radiculares: um estudo de tomografia microcomputada. *Jornal de Endodontia,* 38(7), pp.977-82.
65. Versiani, M.A., Pécora, J.D. e de Sousa-Neto, M.D., 2012. Morfologia da raiz e do canal radicular de segundos molares superiores quadri-radiculares: um estudo de tomografia microcomputada. *Jornal de Endodontia,* 38(7), pp.977-982.
66. Versiani, M.A., Pécora, J.D. e Sousa-Neto, M.D., 2011. A anatomia de caninos inferiores birradiculares determinada por meio de tomografia microcomputada. *International Endodontic Journal*, 44(7), pp.682-687.
67. Versiani, M.A., Pécora, J.D. e Sousa-Neto, M.D., 2013. Análise por tomografia microcomputada da morfologia do canal radicular de caninos mandibulares unirradiculares. *International Endodontic Journal,* 46(9), pp.800-7.
68. Versiani, M.A., Pécora, J.D. e Sousa-Neto, M.D., 2013. Análise por tomografia microcomputada da morfologia do canal radicular de caninos mandibulares unirradiculares. *International Endodontic Journal,* 46(9), pp.800-807.
69. Vertucci, F.J., 1984. Anatomia do canal radicular dos dentes permanentes humanos. *Cirurgia Oral, Medicina Oral, Patologia Oral,* 58(5), pp.589-99.
70. Vertucci, F.J., 1984. Anatomia do canal radicular dos dentes permanentes humanos. *Cirurgia Oral, Medicina Oral, Patologia Oral,* 58, pp.589-599.
71. Vertucci, F.J., 2005. Morfologia do canal radicular e sua relação com os procedimentos endodônticos. *Tópicos em Endodontia,* 10, pp.3-29.
72. Wang, G. e Vannier, M.W., 2001. Panorâmica dos scanners de micro-CT para aplicações biomédicas. *Advanced Imaging*, 16, pp.22-27.
73. Weine, F.S., 1996. *Terapia endodôntica.* 5th ed. St. Louis: Mosby.
74. Weine, F.S., Pasiewicz, R.A. e Rice, R.T., 1988. Configuração do canal do segundo molar inferior usando um método in vitro clinicamente orientado. *Journal of Endodontics,* 14(5), pp.207-213.

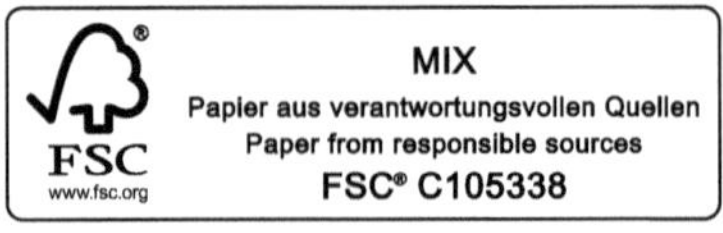

Printed by Books on Demand GmbH, Norderstedt / Germany